Impfungen XXS pocket

Autoren:

Prof. Dr. med. Herbert Hof	Labor Limbach, Im Breitspiel 15 , 69126 Heidelberg
Prof. Dr. med. Gernot Geginat	Inst. med. Mikrobiol., Universitätsklinikum, Leipziger Straße 44, 39120 Magdeburg
Dr. med. Ralf Fleck	Tropenklinik Paul-Lechler-Krankenhaus, Paul-Lechler-Straße 24, 72076 Tübingen
Dr. med. Bernhard Wallacher	Oberstraße 6, 67065 Ludwigshafen

Lektorat: Nathalie Blanck
Herstellung: Alexander Storck
Titelbild: fotolia.com

Wichtiger Hinweis
Der Stand der medizinischen Wissenschaft ist durch Forschung und klinische Erfahrung ständig im Wandel. Autor und Verlag haben größte Mühe darauf verwandt, dass die Angaben in diesem Werk korrekt sind und dem derzeitigen Wissensstand entsprechen. Für die Angaben kann von Autor und Verlag jedoch keine Gewähr übernommen werden. Jeder Benutzer ist dazu aufgefordert, Angaben dieses Werkes gegebenenfalls zu überprüfen und in eigener Verantwortung am Patienten zu handeln.
Geschützte Warennamen (Warenzeichen) werden nicht besonders kenntlich gemacht. Aus dem Fehlen eines solchen Hinweises kann also nicht geschlossen werden, dass es sich um einen freien Handelsnamen handelt.

Die Deutsche Bibliothek verzeichnet diese Publikation in der Deutschen Nationalbibliografie; detaillierte bibliografische Daten sind im Internet über <http://dnb.ddb.de> abrufbar.

Nördliche Münchner Str. 28, 82031 Grünwald, www.media4u.com

3. Auflage, April 2014
ISBN 978-3-89862-558-6
Druck: AZ Druck und Datentechnik GmbH, Kempten

Vorwort zur 3. Auflage

Die Prävention von Krankheiten ist eine zentrale und lohnende Aufgabe des Arztes. Impfungen sind dafür die erfolgreichsten und dankbarsten Beispiele. Volkskrankheiten wie zum Beispiel Pocken, Poliomyelitis, Masern, Mumps und Röteln sind mit Hilfe dieser ärztlichen Vorsorgemaßnahme fast oder sogar vollständig ausgerottet worden. Viele Impfungen haben nicht nur eine positive Wirkung für den Geimpften selbst, sondern darüber hinaus auch eine altruistische für die Personen, die nicht geimpft sind. Sie profitieren, indem die Ausbreitung der Erreger eingedämmt und somit die Exposition aller Menschen reduziert wird.
Dieser Profit wird ohne inakzeptables Risiko von Nebenwirkungen erreicht, denn die Impfstoffe sind sehr gut verträglich und sicher.
Da in Deutschland seit Abschaffung der Pockenimpfung keine Impfpflicht mehr besteht, ist jeder mündige Patient aufgerufen, sich zu informieren und sich ggf. vom Arzt impfen zu lassen. Ärzte ihrerseits sollten die Initiative ergreifen und ihre Patienten von den Vor- und ggf. geringen Nachteilen von Impfungen überzeugen. Gerade in speziellen Situationen, etwa bei Impfungen von medizinischem Personal und bei Reisen in exotische Länder, wo oft ein erhöhtes Infektionsrisiko besteht, gibt es zusätzliche Argumente für die prophylaktische Impfung.
Die in diesem Kompaktbüchlein angehäufte Information soll dem Arzt bei seiner Arbeit helfen. Einige Änderungen bei den zugelassenen Impfstoffen sowie neue Entwicklungen gegenüber der 2. Auflage sind eingearbeitet.

Die Autoren

Heidelberg, im April 2014

Inhalt

1 Ein Plädoyer für Impfungen

Die meisten Ärzte sehen heute ihre eigentliche Hauptaufgabe in der Diagnostik und Behandlung von Krankheiten. Dabei wären die Prävention und die Erhaltung der Gesundheit der Menschen ein viel ambitionierteres und lohnenderes Ziel. Impfungen sind dafür ein Paradebeispiel, da mit ihnen im Idealfall häufige, bedrohliche Krankheiten völlig eliminiert werden können. Nicht nur die Geimpften selbst profitieren davon, sondern auch zukünftige Generationen. Einer der größten Erfolge der Medizin ist die Ausrottung der Pocken durch eine weltweit durchgeführte Impfkampagne. Weitere Erfolge stehen unmittelbar bevor. Es kann z.B. davon ausgegangen werden, dass es in absehbarer Zeit weltweit keine Poliomyelitis mehr geben wird. In Nord- und Südamerika und in Europa ist das bereits der Fall.
Die Möglichkeiten sind den Medizinern an die Hand gegeben: Impfung müssen nur konsequent durchgeführt werden. Auch die Masern, immer noch eine der häufigsten Todesursachen bei Kindern in Afrika, könnten im Prinzip durch konsequentes Impfen ausgerottet werden.

Einerseits gibt es altruistische Impfungen, die nicht nur dem Geimpften zu Gute kommen, sondern auch einem Kollektiv; wenn der Großteil der Menschen gegen Grippe geimpft wäre, könnten sich Grippeviren gar nicht mehr explosionsartig in der Population ausbreiten. Daneben gibt es solche Impfungen, von denen ausschließlich das geimpfte Individuum profitiert wie es bei der Tetanusimpfung der Fall ist. Sie übt auf die Epidemiologie der Erreger keinerlei Einfluss aus.
Ein besonderer Stellenwert kommt der Impfung gegen solche Infektionen zu, die durch Erreger verursacht werden, die (noch) nicht effizient mit antimikrobiellen Medikamenten behandelt werden können, wie z.B. Rotaviren oder multiresistente Pneumokokken. So ist neuerdings zwar die frühzeitige Intervention bei Infektionen mit dem Influenzavirus verbessert worden, aber es kommen resistente Stämme vor. Gerade bei alten Menschen ist die antivirale Therapie oft nicht in der Lage, bedrohliche Verläufe zu verhindern.
Das Kosten-Nutzen-Verhältnis spricht allemal für die Prävention durch Impfung.

Auch bei der Abwägung von Risiko und Nutzen schneiden Impfungen im Vergleich zu einer medikamentösen Therapie hervorragend ab. Nur wenige der heute zugelassenen Impfstoffe sind irritativ; auch die Zusatzstoffe sind für die meisten Menschen gut verträglich. Dennoch sollte jedes Mal ganz individuell eine Aufklärung über Sinn und Nutzen und evtl. lokale und systemische Reaktionen erfolgen. Man sollte sich dabei an die Empfehlungen der Hersteller sowie der verschiedenen Kommissionen und Institutionen halten, um den Erfolg zu sichern und die Gefahren zu minimieren.

Der Wert außergewöhnlicher Impfstoffe und unkonventioneller Impfungen, die nicht offiziell bzw. öffentlich empfohlen werden, ist sorgfältig zu erwägen. Nicht zuletzt auch deshalb, weil bei Regressansprüchen der impfende Arzt voll haftet.

2 Immunologische und pharmakologische Grundlagen der Impfung

2.1 Immunantwort

Der menschliche Organismus besitzt verschiedene Mechanismen zur Bekämpfung von Infektionserregern. Während die native Immunantwort unabhängig von einer vorausgehenden Erregerexposition funktioniert, beruht die adaptive Immunität auf einem früheren Erregerkontakt. Das adaptive Immunsystem besteht aus zwei verschiedenen Effektorsystemen. Das eine ist die humorale Immunität, deren Spezifität auf durch B-Zellen gebildeten Antikörpern basiert. Das zweite umfasst die zelluläre Immunität, deren Spezifität auf dem T-Zell-Rezeptor der T-Zellen beruht. In der antiinfektiösen Immunantwort kommt den T-Zellen sowohl eine regulatorische als auch eine direkte protektive Funktion zu. T-Zellen steuern die B-Zellantwort und können Erreger erkennen, die sich innerhalb von Wirtszellen vor dem direkten Angriff durch Antikörper verbergen. Erreger-spezifische Antikörper und T-Zell-Rezeptoren erkennen keine kompletten Erreger, sondern nur einzelne Epitope, Strukturen die nur aus wenigen (5-20) Zucker- oder Aminosäureresten bestehen.

Impferfolg und Unbedenklichkeit der Impfung mit Lebendimpfstoffen setzen ein intaktes Immunsystem voraus. Bei Patienten, die an einer angeborenen oder erworbenen Immundefizienz leiden, ist daher eine erhöhte Quote an Impfversagern und eine erhöhte Komplikationsquote, besonders bei der Anwendung von Lebendimpfstoffen, zu erwarten. Das erfordert ein an das jeweilige Krankheitsbild angepasstes differenziertes Vorgehen (Empfehlungen der STIKO → S. 69; → S. 70). Oft profitieren aber gerade immundefiziente Patienten von Impfungen, da die Immundefizienz mit einem erhöhten Infektionsrisiko und dem Risiko eines schwereren Verlaufs der natürlichen Infektion einhergeht.

Auch bei Patienten mit einer Autoimmunerkrankung überwiegt meistens der Nutzen der Impfung gegenüber dem Risiko möglicher Nebenwirkungen.

2.2 Impfstoffe

Das Ziel der Impfung gegen Infektionserkrankungen ist der rasche und anhaltende Aufbau einer erregerspezifischen Immunität.

2.2.1 Passive Immunisierung

Bei der passiven Immunisierung werden angereicherte Immunglobuline direkt von immunen homologen (Spender = Mensch) oder heterologen (Spender = Tier) Spendern auf den Impfling übertragen. Bei der aktiven Immunisierung wird hingegen eine erregerspezifische Antikörperantwort induziert.

2.2.2 Aktive Immunisierung

Die Zusammensetzung von Impfstoffen für die aktive Immunisierung ist jeweils sehr unterschiedlich. Grundsätzlich wird zwischen Tot- und Lebendimpfstoffen unterschieden.

2.2.3 Lebendimpfstoffe

Lebendimpfstoffe enthalten vermehrungsfähige, aber attenuierte (abgeschwächte) Infektionserreger (z.B. Influenza, Windpocken, Masern, Mumps, Röteln, Gelbfieber, BCG), die auf künstlichen Nährböden oder in Zellkulturen bzw. im Hühnerei gezüchtet werden.
Die Attenuierung wird durch allmähliche Selektion natürlicher Mutanten oder durch gezielte gentechnische Eingriffe (GVO = gentechnisch veränderte Organismen) erreicht.
Erhöhte Vorsicht ist geboten bei der Verabreichung von Lebendimpfstoffen bei immunsupprimierten Patienten und in der Schwangerschaft. Oft ist eine Impfung dann sogar kontraindiziert. Lebendimpfungen sollten entweder simultan durchgeführt werden oder, wegen möglicher Interferenzen, mit einem Sicherheitsabstand.

2.2.4 Totimpfstoffe

Totimpfstoffe dagegen bestehen entweder aus kompletten, chemisch inaktivierten Erregern oder nur aus einzelnen Antigenen eines Erregers. Bakterielle Impfstoffe, die komplette inaktivierte Bakterien enthalten, werden auch als korpuskuläre Ganzzellimpfstoffe bezeichnet. Impfstoffe, die nur einen Teil des Antigenspektrums des Erregers repräsentieren, sind auch unter dem Namen Spalt- oder Subunitvakzine bekannt. Der Hauptvorteil der Subunitvakzine ist, dass die selektive Aufreinigung ausgewählter Antigene mit einer erheblichen Reduktion unerwünschter Impfreaktionen einhergeht; so können dadurch z.B. viele mikrobielle Pyrogene, z.B. Endotoxin oder Peptidoglykan, eliminiert werden.

2.2.5 Gentechnisch hergestellte Impfstoffe

Während klassische Subunitvakzine direkt aus dem entsprechenden Erreger aufgereinigte Antigene enthalten, wird bei gentechnisch hergestellten Impfstoffen das Antigen rekombinant in Hefezellen (z.B. bei der HBV-Impfung) oder in Zellkulturen mittels Baculoviren (z.B. bei der HPV-Impfung) exprimiert und anschließend gereinigt. Der Hauptvorteil des gentechnischen Verfahrens ist, dass jegliche Infektionsgefahr durch den ursprünglichen Erreger über eine Kontamination mit nicht ausreichend inaktivierten, noch replikationsfähigen Hepatitisviren, prinzipiell ausgeschlossen wird.

2.2.6 Toxoidimpfstoffe

Zur Immunisierung gegen bakterielle Toxine, z.B. im Tetanus und Diphtherieimpfstoff, werden inaktivierte mikrobielle Toxine, sog. Toxoide verwendet (Toxoidimpfstoffe), dabei erfolgt die Inaktivierung (Detoxifizierung) der gereinigten Toxine meistens durch eine Formalinbehandlung.

2.2.7 Konjugatimpfstoffe

Die antigenen Epitope von Polysaccharidimpfstoffen, die nur Haptene darstellen, müssen an Proteinträger gebunden sein, um so zu Vollantigenen zu werden. Aus praktischen Gründen werden als Proteinträger zumeist Tetanustoxoid oder Diphtherietoxoid oder ein gekürztes und damit atoxisches Diphtherietoxinmolekül von einer Bakterienmutante oder Protein D von Haemophilus influenzae verwendet.

2.2.8 DNA-Impfstoffe

Impfungen, die auf der direkten Vakzinierung mit Nukleinsäuren basieren, sind derzeit noch in der Erprobungsphase. Bei diesen DNA-Impfstoffen muss die genetische Information, die in der inokulierten Nukleinsäure enthalten ist, nach der Impfung im Gewebe transkribiert und translatiert werden.

Ein wichtiger Vorteil dieser Impfstoffe ist ihre ausgezeichnete Stabilität und Haltbarkeit, was besonders dann von Bedeutung ist, wenn eine durchgehende Kühlkette nicht sichergestellt werden kann.

Für die Zukunft ist zu erwarten, dass Impfstoffe durch gentechnologische Verfahren weiterentwickelt werden. Insbesondere etablierte attenuierte Lebendimpfstoffe können als „Impfplattform" zur Expression von rekombinanten Antigenen anderer Infektionserreger eingesetzt werden.

2.2.9 Bedeutung der chemischen Struktur der Impfstoffe

Impfantigene können grundsätzlich Polysaccharide oder Proteine sein. Polysaccharide sind allerdings im Vergleich zu Proteinen weniger immunogen, da sie keine gleichzeitige T-Helferzell-Antwort induzieren können. Sie eignen sich daher prinzipiell nicht zur Immunisierung von Kleinkindern im ersten und zweiten Lebensjahr, da der Körper in diesem Alter noch keine T-Zell-unabhängige B-Zell-Antwort gegen Polysaccharide entwickeln kann. Um die Immunogenität reiner Polysaccharidimpfstoffe für Kleinkinder zu erhöhen, wird in den sog. Konjugatimpfstoffen der Polysaccharidanteil an ein immunogenes Trägerprotein (z.B. Outer Surface Protein C = OSPC) von Meningokokken, ein genetisch modifiziertes inaktives Diphtherietoxin (CRM197) oder Tetanustoxoid gekoppelt. Nur das Trägerprotein kann eine T-Helferzell-Antwort induzieren, was indirekt die Entwicklung einer spezifischen antikörpervermittelten Immunität gegen den erregerspezifischen Polysaccharidanteil verbessert. Die T-Helferzellantwort muss dabei gar nicht gegen denselben Erreger gerichtet sein, für den der Polysaccharidanteil spezifisch ist, und trägt nicht direkt zur erregerspezifischen Immunität bei. Eine belastbare protektive Immunität gegen das Trägermolekül entsteht bei diesen Konjugatimpfstoffen aber nicht. Aufgrund der genannten Vorteile sind inzwischen für viele Impfungen Konjugatimpfstoffe entwickelt worden.

2.2.10 Haltbarkeit

Da die Impfstoffe biologische Produkte sind und nur eine begrenzte Haltbarkeit besitzen, sind die Angaben des Herstellers dazu genau zu beachten. In der Regel sollten die Impfstoffe im Kühlschrank gelagert werden, und zwar nicht in der Tür, weil dort bei häufigem Öffnen die Temperatur schwanken kann; besser wäre es, den Impfstoff hinten im Kühlschrank zu lagern.

2.3 Wirkungsweisen der Impfstoffe

Die Bindung von Antikörpern an Viren kann die Adhäsion und damit die Infektion von Wirtszellen verhindern (Neutralisation). Die Bindung von Antikörpern an Bakterien (Opsonierung) verbessert über den Fc-Rezeptor die Phagozytose durch Makrophagen. Über die Aktivierung von Komplement können darüber hinaus bakterielle Zellwände zerstört werden. Die Wirkung der Toxoidimpfstoffe beruht auf einer Neutralisierung der Toxinwirkung, eine sichere antiinfektiöse Immunität wird nicht etabliert. Die zelluläre Immunität ist entscheidend für die Erkennung von Erregern, die sich intrazellulär vermehren und dort vor dem direkten Angriff des Immunsystems des Wirts geschützt sind. Um von T-Zellen erkannt zu werden, müssen virale oder bakterielle Antigene intrazellulär zu Peptiden prozessiert und im Kontext von zelleigenen Haupthistokompatibilitätsantigenen der Klassen I (Erkennung durch zytotoxische CD8- + T-Zellen) und II (Erkennung durch CD4- + T-Helferzellen) präsentiert werden. Während aktivierte zytotoxische T-Zellen infizierte Zellen zerstören, führt die Aktivierung von T-Helfer-Zellen zur Ausschüttung von Zytokinen, die z.B. in Makrophagen die Produktion und Freisetzung von bakteriziden Sauerstoff- und Stickoxid-Verbindungen triggern.

2.4 Impferfolg

Für die Abschätzung des Impferfolgs werden serologische Verfahren angewendet. Dazu sollte ein Testverfahren gewählt werden, dass möglichst spezifisch protektive Antikörper detektiert (z.B. ELISA, Hämagglutinin-Hemmtest (HHt) auf Influenzaviren oder Rötelnviren; ggf. auch Neutralisationsteste). Insbesondere bei beruflicher

Exposition, z.B. im medizinischen Dienst, bei Abwehrschwäche bzw. im Alter ist eine Überprüfung der Impftiter sinnvoll, um Impfversager zu erkennen. Eine belastbare Aussage über eine durch die Impfung induzierte T-Zell-Immunität ist über die serologische Untersuchung aber nicht möglich.

2.5 Adjuvantien

Um die Immunogenität von Impfstoffen zu erhöhen, werden meistens sog. Adjuvantien zugesetzt. Impfstoffe ohne Zusatz von Adjuvantien werden als Fluid-Impfstoffe bezeichnet und sind nebenwirkungsärmer als Impfstoffe, die immunstimulatorische Adjuvantien enthalten. Das am häufigsten verwendete Adjuvans ist Aluminiumhydroxid, das z.B. in allen Toxoidimpfstoffen enthalten ist. Das Wirkprinzip von Aluminiumhydroxid beruht grundsätzlich auf der Adsorption von Antigenen, wodurch eine Depotwirkung erzielt und die Kontaktzeit zwischen Immunsystem und Antigen verlängert wird. Außerdem besitzt es eine direkte inflammatorische Wirkung, wodurch ein lokales immunogenes Mikromilieu erzeugt wird. Adjuvantien wie Aluminiumhydroxid sind daher hauptverantwortlich für impftypische Lokalreaktionen wie Schmerzen, Rötung und Schwellung im Bereich der Einstichstelle. Neuere immunologische Adjuvantien wie MF59, AS04 oder Virosomen besitzen eine geringere inflammatorische Wirkung bei gleicher oder sogar höherer Immunogenität und erlauben daher die Entwicklung nebenwirkungsärmerer Impfstoffe (s. Tabelle unten).

Name	Zusammensetzung	Wirkprinzip	Lokale Entzündungsreaktion
Aluminiumhydroxid/Aluminiumphosphat	Antigen an Aluminiumhydroxid adsorbiert	Depotwirkung	+++
AS04	Monophosphoryl-Lipid-A (MPL-A), gereinigtes Derivat von bakteriellen Lipopolysacchariden, kombiniert mit Aluminiumsalz	Verstärkte T-Zell-Antwort	+
MF59 (Squalen)	Öl (Squalen)/Wasser Emulsion	Verstärkte Th2-Antwort	+
Virosomen	Phospholipid-Partikel, mit integriertem Hämagglutinin und Neuraminidase des Influenzavirus	Verstärkte T-Zell-Antwort	+

2.6 Hilfs- und Begleitstoffe

Neben Adjuvantien enthalten Impfstoffe diverse Hilfsstoffe wie Konservierungsmittel und Stabilisatoren (s. Tabelle unten). Diese entstammen z.T. dem Produktionsprozess; Spuren von Hühnerproteinen können bei überempfindlichen Personen anaphylaktische Reaktionen auslösen. Weitere Substanzen wie Antibiotika und Zellkulturmedien, die meistens nur in Spuren enthalten sind, können ebenfalls für unerwünschte Nebenwirkungen bei Einzelpersonen verantwortlich sein. Andere Zusatzstoffe werden gezielt dem Endprodukt zugegeben, um z.B. eine Verkeimung zu verhindern.

In den ersten zwei Lebensjahren sollten möglichst Impfstoffe ohne Zusatz Quecksilber(Hg)-haltiger Konservierungsmittel, d.h. von Thiomersal, verwendet werden.

Name	Funktion
Ether	Spuren aus Produktionsprozess
Formaldehyd	Inaktivator
Framecytin	Antibiotikum, Spuren aus Produktionsprozess
Gelatine	Stabilisator
Gentamicin	Antibiotikum, Spuren aus Produktionsprozess
Glycin	Stabilisator
Hühnerproteine	Spuren aus Produktionsprozess
Kanamycin	Antibiotikum, Spuren aus Produktionsprozess
Merthiolat	Konservierungsmittel, organische Hg-Verbindung!
Natriumtimerfonat	Konservierungsmittel, organische Hg-Verbindung!
Neomycin	Antibiotikum, Spuren aus Produktionsprozess
Peptide	Stabilisator
Phenol	Konservierungsmittel
Phenoxyethanol	Konservierungsmittel
Polygelin	Stabilisator
Polymyxin B	Antibiotikum, Spuren aus Produktionsprozess
Polysorbat 20/80	Stabilisator
Saccharose	Stabilisator
Streptomycin	Antibiotikum, Spuren aus Produktionsprozess
Tetracyclin	Antibiotikum, Spuren aus Produktionsprozess
Thiomersal	Konservierungsmittel, organische Hg-Verbindung!
Zellkulturanteile (z.B. MRC5)	Spuren aus Produktionsprozess

3 Passive Impfung

3.1 Definition

Übertragung von humoraler Immunität mittels Antikörpern von immunen Spendern, z.B. Gammaglobulin von Menschen (homolog) bzw. von Tieren, etwa vom Pferd oder vom Kaninchen (heterolog).

Heterologe Antiseren			
Indikationen	**Handelsname**	**Herkunft**	**Hersteller**
Schlangenbisse (polyvalent)	NAIMR	Pferd	South African Vaccine Producer
Skorpionstiche; je nach Region	Scorpion antivenom Scorpion venom antiserum	Pferd Pferd	South African Inst. Med. Res. Haffkine Bio-Pharmaceutical Corp/Indien
Botulismus	Botulismus-Antitoxin	Pferd	Novartis, Behring
Anti-Lymphozyten	ATG-Fresenius S	Kaninchen	Fresenius
Anti-Lymphozyten	Lymphoglobulin	Pferd	Genzyme
Anti-Lymphoyzten	Thymoglobulin	Kaninchen	Genzyme

3.2 Gammaglobuline

Normale Gammaglobuline vom Menschen aus einem Pool unterschiedlicher Spender enthalten eine Mischung und damit durchschnittliche Mengen an spezifischen Antikörpern gegen die Erreger der üblichen Infektionskrankheiten, die die Spender zuvor durchgemacht haben. Dabei überwiegen die Antikörper der Klasse IgG (< 95%). Im Allgemeinen sind die Titer der einzelnen Antikörperspezifitäten nicht angegeben.

Beispiele für humane (homologe) Standardimmunglobuline	
Eine komplette Liste der zugelassenen Immunglobuline findet man unter: http://www.pei.de/cln_236/nn_158990/DE/arzneimittel/immunglobuline-monoklonale-antikoerper/immunglobulinpraeparate/immunoglobulinpraeparate-node.html?__nnn=true	
Beriglobin s.c. oder i.m.	**KIOVIG i.v.**
Flebogamma i.v.	**Octagam i.v.**
Gammagard i.v.	**Pentaglobin i.v.**
Gammanorm s.c. oder i.m.	**Privigen: i.v.**
Gamunex i.v.	**Sandoglobulin i.v.**
Hizentra s.c.	**SUBCUVIA s.c. oder i.m.**
Intratect i.v.	**Vivaglobin s.c.**

3.3 Hyperimmunglobuline

Hyperimmunglobuline dagegen stammen von selektierten Spendern mit nachgewiesener Antikörpermenge gegen einen bestimmten Infektionserreger zusätzlich zu der durchschnittlichen Menge an üblichen Antikörpern.

Handelsübliche humane Antiseren mit hohem (bzw. definiertem) Anteil an Antikörpern gegenüber spezifischen Erregern (Hyperimmunglobuline)			
Indikation	**Handelsname**	**Applikation**	**Produzent**
Hepatitis A	Beriglobin	s.c., i.m.	CSL Behring
Hepatitis B	Hepatitis-B-Immunglobulin	i.m., s.c.	CSL Behring
	Hepatect	i.v.	Biotest
	Zutectra	i.v.	Biotest
	UMAN BIG	i.m.	Kedrion
	VENBIG	i.m.	Kedrion
Zytomegalie Antiseren:RSV	Cytotect	i.v.	Biotest
	Gammagard	i.v.	Baxter
	Synagis	i.v.	Abbott
Tollwut	Berirab	i.m.	CSL Behring
	Tollwutglobulin Mérieux	i.v.	Sanofi Pasteur MSD
Tetanus	Tetagam	i.m.	CSL Behring
	TETANOBULIN	i.m.	Baxter
Varizellen	Varicellon	i.m.	CSL Behring
	Varitect	i.v.	Biotest
Rhesus-inkompatibilität	Rhophylac	i.m., i.v.	CSL Behring
	Rhesonativ	i.m.	Octapharma

3.4 Monoklonale und rekombinante Antikörper

Es existieren außerdem eine Reihe monoklonaler Antikörper, die hauptsächlich zur Tumortherapie verwendet werden (weitere Informationen unter: http://www.pei.de/cln_236/nn_158990/DE/arzneimittel/immunglobuline-monoklonale-antikoerper/monoklonale-antikoerper/monoklonale-antikoerper-node.html?__nnn=true.

Monoklonale Antikörper werden zunehmend zu therapeutischen Zwecken, besonders zur Therapie von Tumorerkrankungen, eingesetzt. Die Produktion rekombinanter monoklonaler Antikörper ist in verschiedenen Tierspezies möglich. Die meisten Antikörper werden in Maus, Ratte oder Hamster erzeugt. Dabei werden

Plasmazellen des zuvor immunisierten Tiers in vitro mit einer Tumorzelle fusioniert. Das dabei entstehende „Hybridoma" besitzt von der Plasmazelle die Fähigkeit zur spezifischen Antikörperproduktion und von der Tumorzelle die Fähigkeit zur unlimitierten Zellteilung. Hybridome sind damit die Voraussetzung für die biotechnologische Produktion monoklonaler Antikörper.
Die Verwendung von tierischen monoklonalen Antikörpern zu therapeutischen Zwecken ist allerdings problematisch. Das Immunsystem des Wirts bildet eine Immunantwort gegen das allogene Proteinantigen aus, was bei wiederholter Anwendung genau wie bei polyklonalen allogenen Seren zu einer Serumkrankheit führen würde. Daher werden mit molekularbiologischen Verfahren die für die Antigenbindungsstelle kodierenden variablen Genabschnitte in das Grundgerüst eines humanen Antikörpers eingesetzt. Der dabei entstehende „humanisierte monoklonale Antikörper" wird vom Immunsystem des Menschen nicht mehr als fremd erkannt und kann wiederholt ohne Nebenwirkungen appliziert werden.

Eine alternative, heute bevorzugt und industriell in großem Maßstab eingesetzte Methode ist die Herstellung rekombinanter Antikörper ganz ohne Immunisierung unter Verwendung von Phagen-Display-Bibliotheken. Dazu werden nach dem Zufallsprinzip rekombinante Phagen generiert, die ein einzelnes Antikörperfragment auf der Oberfläche exprimieren und gleichzeitig die zugehörigen variablen Genabschnitte der Leicht- und Schwerketten in sich tragen. Die Auswahl des richtigen Phagen geschieht dann durch eine Bindungsreaktion in vitro. Ein wichtiger Vorteil rekombinanter Antikörper ist, dass die genomische Information des Antikörpers von Anfang an bekannt ist und daher leicht verändert werden kann, z.B. mit dem Ziel, die Bindungsstärke oder Stabilität des monoklonalen Antikörpers zu verbessern. Die Schwer- und Leichtkettengene des selektionierten Phagen werden dann in einen bakteriellen Expressionsvektor subkloniert, der direkt für die Produktion von Fab-Fragmenten verwendet werden kann. Um einen kompletten Antikörper zu erhalten, müssen die klonierten Schwer- und Leichtkettengene wiederum in das Grundgerüst eines humanen Antikörpers eingesetzt werden. Um eine korrekte Faltung und Glykosylierung der Antikörper zu erreichen, die z.B. für die Funktion, etwa die Bindung von Komplement, notwendig ist, müssen diese komplettierten rekombinanten Antikörper in Säugerzellen produziert werden.

3.5 Die Bedeutung der passiven Impfung

Als klarer **Vorteil** ist zu sehen, dass die spezifischen Antikörper bereits im Spender vorgefertigt sind. Der Impfschutz setzt also sofort ein.
Nachteilig wirkt sich allerdings aus, dass die HWZ von IgG lediglich 21 Tage beträgt.

Der Schutz hält folglich nur kurze Zeit (allenfalls 4–6 Monate) an.

Diese biologischen Produkte verlieren an Aktivität, wenn die Kühlkette nicht konsequent eingehalten wird; man sollte sie daher im Kühlschrank nicht in der Tür lagern, da Temperaturschwankungen auftreten können, sondern im hinteren Teil des Geräts. Kurz vor der Applikation sollte das Injektionsmaterial auf Körpertemperatur gebracht werden, da sonst unangenehme, schmerzhafte Reaktionen zu erwarten sind.
Die Virussicherheit von Blutpräparaten und Sera ist durch die Auswahl der Spender und durch verschiedene Schritte in der Präparation ziemlich hoch; dennoch muss im Einzelfall mit einem Restrisiko gerechnet werden.
Im Grunde gibt es sowieso nur wenige Indikationen für eine passive Immunisierung. Inkompatibilitätsreaktionen wie Schüttelfrost, Pulsbeschleunigung, Blutdruckabfall, Temperaturerhöhung, Gelenkbeschwerden, Anstieg der Leberwerte, Hämolyse, kutane Reaktionen etc. kommen beim Geimpften gelegentlich vor. Vor allem bei i.v.-Gabe sollte die Injektion langsam erfolgen.

Bei Immunsera von Tieren droht wegen des artfremden Eiweißes eine „Serumkrankheit", d.h., es entstehen im Geimpften Antikörper gegen die fremden Antikörper. Es können sich dann Immunkomplexe bilden, die nach Ablagerung in Haut („exanthème du 9ième Jour") und Gelenken entzündliche Reaktionen hervorrufen können.
Fazit: Die aktive Impfung ist, wann immer möglich, einer passiven Impfung vorzuziehen.

3.6 Indikation

Als Substitution bei primären oder sekundären Immundefekten, d.h. bei schwerem Antikörpermangel, ist die s.c.- oder i.m.-Gabe in regelmäßigen Abständen zweifellos von Nutzen. Die Verträglichkeit ist sehr hoch. Manche Präparate dürfen auch i.v. verabreicht werden.

Bei einer schweren Sepsis profitieren manche Patienten von einer i.v.-Gabe Immunglobulin. Offensichtlich enthält das Blut der Spender spezifische Antikörper gegen manche bakteriellen Oberflächenantigene und gegen diverse bakterielle Endo- und Exotoxine.

Eine passive Impfung sollte als sog. Ertüchtigungsmaßnahme oder zur Immunmodulation bei immunologischer Dysregulation kritisch hinterfragt werden (z.B. bei chronischen oder rezidivierenden Infekten wie chronischer Osteomyelitis oder bei Infektionen mit multiresistenten Bakterien); besonders dann, wenn im Serum des

Impflings normale Gammaglobulinwerte zu finden sind.
Vereinzelt wurde bei diversen Autoimmunkrankheiten wie Myasthenia gravis, Guillain-Barré-Syndrom, idiopathischer Thrombozytopenie und Kawasaki-Syndrom ein positiver therapeutischer Effekt beobachtet.

3.7 Einzelpräparate

3.7.1 Hepatitis A

Alle Humangammaglobulinpräparate enthalten eine gewisse Menge spezifischer Antikörper gegen Hepatitis A. Die s.c.- bzw. i.m.-Gabe ist kurz vor einer Auslandsreise in tropische und subtropische Länder mit niedrigem Hygienestandard indiziert, wenn die Zeit für eine aktive Impfung nicht mehr ausreicht (< 3 Wochen bis zur Abreise). Ein Schutz besteht höchstens für 4-6 Monate.
Es gilt zurzeit die gefestigte Expertenmeinung, dass die aktive Hepatitis-A-Immunisierung wegen der sehr guten und schnellen Immunantwort sowie der langen Inkubationszeit der Erkrankung, der passiven Impfung vorzuziehen ist; dies gilt ebenso in den meisten Fällen von sog. „Last-Minute"-Reisen.

3.7.2 Hepatitis B

Hyperimmunglobulie vom Menschen (Hepatect/Biotest; Hepatitis-B-Immunglobulin Behring/CSL Behring, UMAN BIG/Kedrion, VENBIG/Kedrin, Zutectra/Biotest) zur i.v.- bzw. i.m.-Gabe nach Exposition (z.B. nach Nadelstichverletzung, Kontakt mit Prostituierten, bei Neugeborenen, Lebertransplantierten, manchen Dialysepatienten) an nichtimmune Personen; Gabe so früh wie möglich, aber spätestens innerhalb von 72 Stunden nach Exposition. Gegebenenfalls muss die Gabe nach 1-3 Monaten wiederholt werden.

3.7.3 Cytomegalie

Hyperimmunglobulin vom Menschen (Cytotect/Biotest) zur i.v.-Gabe bei nichtimmunen Personen mit Abwehrschwäche zur Prophylaxe einer Cytomegalie.

3.7.4 Tollwut

Hyperimmunglobulin vom Menschen (Berirab/CSL Behring; Tollwutimmunglobulin/ Sanofi Pasteur MSD) bei Ungeimpften nach Verletzung durch tollwütige oder tollwutverdächtige Tiere oder nach Kontakt mit virushaltigen Ködern simultan mit einer aktiven Impfung. Das Präparat (10 IE/kg Körpergewicht) sollte, soweit möglich, direkt um die Bissstelle herum und der Rest dann i.m. appliziert werden.

3.7.5 Varizella

Hyperimmunglobulin vom Menschen (Varicellon/CSL Behring; Varitect/Biotest) zur i.v.- oder i.m.-Gabe an nichtimmune, abwehrgeschwächte Personen (speziell Kinder und Schwangere) nach Kontakt mit Personen, die an Windpocken bzw. Herpes zoster erkrankt sind.
Die postexpositionelle Gabe von Varizella-Zoster-Immunglobulin innerhalb von 96 Stunden nach Exposition (≥ 1 Stunde mit infektiöser Person in einem Raum, face-to-face-Kontakt, Haushaltskontakt) wird empfohlen für Personen mit erhöhtem Risiko für Varizellen-Komplikationen wie ungeimpfte Schwangere ohne Varizellen-Anamnese, immundefiziente Patienten mit unbekannter oder fehlender Varizellen-Immunität sowie Neugeborene, deren Mutter 5 Tage vor bis 2 Tage nach der Entbindung an Varizellen erkrankt ist.

3.7.6 Masern

Ein Hyperimmunglobulin vom Menschen zur Prophylaxe nach Exposition bei Ungeimpften ist derzeit in Deutschland nicht verfügbar; da aber die meisten Blutspender spezifische Antikörper besitzen, ist auch mit einem normalen Gammaglobulin eine Wirkung zu erreichen. Alternativ wäre auch in den ersten 72 Stunden eine postexpositionelle Aktivimpfung mit Lebendimpfstoff möglich.

3.7.7 Respiratory Syncytial Virus (RSV)

Zur Prävention von schweren RSV Infektionen bei Kindern können 15mg pro KG von einem humanisierten monoklonalen Antikörper (Synagis/Abbvie) i.m. verabreicht werden.

3.7.8 Tetanus

Heute steht nur noch homologes Hyperimmunserum (Tetagam/CSL Behring; TETANOBULIN/Baxter) zur Verfügung (250 IE), das nach Verletzungen verabreicht werden sollte, wenn keine Impfanamnese besteht. Vor allem bei großflächigen Verbrennungen ist die Verabreichung der doppelten Menge angebracht.
Bei unklarem Impfschutz sollte man aus forensischen Überlegungen die Impfung vornehmen, obwohl die deutsche Bevölkerung (vor allem junge Männer) zum größten Teil überimmunisiert ist.

3.7.9 Diphtherie

Derzeit ist kein kommerziell erhältliches Produkt eines humanen Hyperimmunglobulins auf dem deutschen Markt. Für Notfälle halten manche Landesapothekerkammern Präparate bereit. Gegebenenfalls kann das Serum aus Zagreb bezogen werden (Institute of Immunology, Inc., Rockefellerova 2, HR-10000 Zagreb, Kroatien icentrih@imz.hr).

3.7.10 Botulismus

Polyvalentes Immunglobulin vom Pferd mit einem gewissen Anteil an Antikörpern (Botulismus-Antitoxin Behring [Novartis Vaccines]) gegen Botulinustoxin zur Milderung der Intoxikation.

3.7.11 Rhesusinkompatibilität

Hyperimmunglobulin vom Menschen mit einem hohen Anteil an Antikörpern gegen Blutgruppeneigenschaft D (Anti-D), das bei Rh-negativen Frauen 2-72 Stunden nach der Geburt eines Rh-positiven Kindes oder nach Abort i.m. verabreicht werden sollte, um eine Antikörperproduktion zu verhindern. Gegebenenfalls kommt auch eine präpartale Gabe in Frage. Eine weitere Indikation stellt die Fehltransfusion von Rh-positivem Blut an Rh-negative Empfänger dar.

4 Aktive Impfung

4.1 Definition

Der Impfling erhält eine antigen wirkende Substanz, damit sein Immunsystem selbst aktiv reagiert. Bei Schädigung des Immunsystems, d.h. bei krankheitsbedingter oder iatrogener Immunsuppression, kommt folglich keine zuverlässige Immunantwort zustande.

Sogenannte Lebendimpfstoffe bestehen aus attenuierten, d.h. in ihrer Virulenz abgeschwächten, Erregern. Wenn sie sich im Wirt vermehren, kommt es nach einer gewissen Zeit (> 9 Tage) zu einer natürlichen Reaktion seines Immunsystems, wobei humorale als auch zellvermittelte Immunreaktionen auftreten. Im Prinzip besteht das Risiko einer übermäßigen Vermehrung im Wirt mit manifester Erkrankung. Daher ist eine gezielte Anamnese erforderlich, um Anfälligkeiten zu erkennen. Solche Personen sind von der aktiven Impfung auszuschließen. Andererseits besteht die Möglichkeit der Interferenz, d.h., dass eine gleichzeitig ablaufende Erkrankung bzw. Infektion das Angehen der Impfinfektion behindert. Lebendimpfungen sollten deswegen entweder simultan erfolgen oder im Abstand von 3-4 Wochen.

Die Gabe von Totimpfstoff hat in der Regel erst nach einer zeitlichen Verzögerung von mindestens 8-10 Tagen eine humorale Immunreaktion zur Folge. Allerdings gibt es immer wieder einige Non-Responder, deren gesundes Immunsystem, z.B. aus Gründen der immunologischen Toleranz, nicht ausreichend reagiert, auch nicht nach wiederholter Impfung. Gegebenenfalls muss eine Immunantwort labortechnisch kontrolliert werden.

Um die Effektivität einer Immunantwort zu steigern, können immunstimulierende Adjuvantien zugesetzt werden. Einige Impfstoffe enthalten außerdem Konservierungsmittel, die für Nebenreaktionen verantwortlich sein können. Auch herstellungsbedingte Spuren von Fremdantigenen (z.B. Hühnereiweiß, Hefepilzantigene) können in den Impfstoff gelangen. Oft werden Kombinationen von mehreren Impfstoffen angeboten.

4.2 Totimpfungen

4.2.1 Influenza

Erreger: Influenzaviren gehören zur Familie der Orthomyxoviren. Das Genom dieser Viren besteht aus einer einsträngigen RNA, die in verschiedene Segmente unterteilt ist.

Die Segmente 1 bis 6 kodieren jeweils für ein bestimmtes Protein. Die RNA ist mit einem Nukleoprotein (NP) assoziiert und in ein Core-Protein (M1) eingepackt.

Anhand dieser Proteine kann man Influenzaviren in die Typen A, B und C einteilen. Influenzaviren sind von einer Lipidhülle umgeben, die beim Replikationsprozess aus der zytoplasmatischen Membran der Wirtszelle mitgenommen wurde. In diese Hülle sind die Glykoproteine Hämagglutinin (H) und Neuraminidase (N) eingewoben. Die Kombination dieser beiden Oberflächenproteine erlaubt die Einteilung der Influenzaviren des Typs A in verschiedene Subtypen. Man kann für Hämagglutinin 16 (H1-H16) und für Neuraminidase 9 (N1-N9) in der Natur entdeckte Varianten unterscheiden. Sämtliche Varianten kommen in Wildvögeln vor, wogegen die größte praktische Bedeutung in der Humanmedizin den Hämagglutininen 1, 2 und 5 bzw. den Neuraminidasen 1 und 2 zukommt. Hämagglutinin und Neuraminidase stellen die essentiellen Oberflächenantigene eines Viruspartikels (Virion) dar, die wie Spikes in die Lipidhülle eingewoben sind, aus der Oberfläche herausragen und so vom Immunsystem erkannt werden können. Da bei der Replikation von RNA häufig Fehler entstehen, kommt es auch bei Influenzaviren immer wieder zu spontanen Punktmutationen. Hierdurch können sich die Antigeneigenschaften der immunologisch relevanten Oberflächenproteine stufenweise ändern (Antigen-Drift). Dies führt zum Auftreten neuer Varianten, die mit den Antikörpern gegen frühere Influenzaviren im Serum eines Menschen nur noch eine teilweise Kreuzreaktivität aufweisen und die Gefahr neuer Influenza-Epidemien mit sich bringt. Die stetige Antigenänderung der in der menschlichen Bevölkerung zirkulierenden Influenzaviren erfordert eine jährliche Anpassung der Impfstoffe. Erfolgt eine Doppelinfektion einer Wirtszelle mit zwei grundsätzlich verschiedenen Viruspartikeln, so können während der Replikation ganze Gensegmente dieser Varianten durch sog. Rekombination ausgetauscht werden (Antigen-Shift). Es entstehen schlagartig neue Virusvarianten, die Oberflächenantigene tragen, für die das Immunsystem der meisten Menschen noch naiv ist. Auf diese Weise können möglicherweise hochpathogene Varianten entstehen, die sich in einem Wirt, sei es Mensch, Gefügel oder Schwein, besonders gut vermehren und zu bedrohlichen Ausbrüchen führen können. Da sich solche Virusstämme im Prinzip auch weltweit ausbreiten können, haben sie das Potential, eine Pandemie auszulösen. Als umhüllte Viren sind Orthomyxoviren gegen viele Desinfektionsmittel, z.B. Detergentien, stark anfällig.

Immunität: Nach einer natürlichen Infektion gibt es sowohl eine zelluläre wie auch eine humorale Immunität. Hämagglutinin (HA) und Neuraminidase (NA) sind hierbei immundominante Proteinantigene. Werden diese Oberflächenantigene der Viren durch spezifische Antikörper neutralisiert, kann die Vermehrung der Viren verhindert werden, so dass eine Infektion unterbunden wird oder zumindest abgeschwächt verläuft.

Epidemiologie: Die Virusvermehrung findet im Respirationstrakt statt. Die Verschleppung erfolgt primär aerogen über Tröpfchen von Mensch zu Mensch, seltener von Tier zu Mensch. Kontaminierte Gegenstände können ebenfalls die Quelle sein, wenn sie mit den Händen berührt und die Viren dann auf Mund bzw. Nase übertragen werden. Das Tragen eines Mundschutzes (z.B. Feinstaubmasken) und das Waschen der Hände sind also wichtige Präventionsmaßnahmen. Speziell Stämme von Influenza A neigen zu epidemieartigen (pandemieartigen) Ausbrüchen, Stämme von B und C treten eher sporadisch auf. Durch Antigen-Drift ändern sich die Antigenstrukturen der vorherrschenden Influenzastämme ständig. Bestimmte Varianten, die hierdurch einen Selektionsvorteil haben, breiten sich, zumeist von Asien kommend, weltweit aus.
Alle 20-30 Jahre muss man mit einem abrupten Auftreten eines erheblichen Antigenwechsels rechnen, wenn Rekombinationen im Tierreich (Schweine, Geflügel) erfolgt sind, die dann in die menschliche Population übergehen. Influenza-Epidemien treten in den gemäßigten Klimazonen fast ausschließlich in den Wintermonaten auf. Die Hauptsaison auf der nördlichen Hemisphäre sind also die Monate Oktober bis April, die auf der südlichen April bis Oktober. In tropischen Ländern dagegen tritt die Influenza ganzjährig auf. Seit 20 Jahren dominieren die humanpathogenen Varianten H1N1 und H3N2. Im Tierreich sind derzeit vor allem Stämme von H5N1 als Erreger der sog. Vogelgrippe präsent. Eine Übertragung dieser tierpathogenen Stämme auf den Menschen erfolgte bislang nur selten.

Klinik: Die Inkubationszeit beträgt 1-3 (5) Tage, wobei die Ansteckungsfähigkeit schon 1-2 Tage vor dem Auftreten der ersten Symptome beginnt und in der Regel 3-5 Tage anhält. Die Symptome sind eher unspezifisch, was die Abgrenzung zu anderen katarrhalischen Atemwegserkrankungen erschweren kann. Typisch für die Influenza sind ein plötzlicher Krankheitsbeginn mit Fieber (≥ 38,5 °C) und ein trockener Reizhusten verbunden mit Kopf- und/oder Muskelschmerzen, der Patient fühlt sich „gerädert". Daneben besteht oft ein allgemeines Krankheitsgefühl und es kommt zu Schweißausbrüchen. Komplikationen sind u.a. Beteiligungen der unteren Atemwege wie Pneumonie oder Pleuritis. Besonders bei älteren Patienten oder bei chronisch Kranken besteht die Gefahr einer späteren bakteriellen Superinfektion (durch Pneumokokken, Haemophilus influenzae oder Staphylokokken). Daneben können Enzephalitiden und/oder Myokarditiden auftreten. Vor allem bei Kindern ist die Entwicklung einer Otitis media zu beachten.

Therapie: Prinzipiell könnte man die Verbreitung des Virus in einem Patienten durch frühzeitige, ggf. schon prophylaktische Gabe von Amantadin (Adekin®, Amanta®, Amixx®, InfectoFlu® etc.) oder Neuraminidaseinhibitoren (Oseltamivir, z.B. Tamiflu® bzw. Zanamivir, z.B. Relenza®) bremsen. Diese Medikamentengabe müsste allerdings frühzeitig, d.h. innerhalb der ersten 48 Stunden nach Einsetzen der Symptome, beginnen und, besonders im Fall einer prophylaktischen Gabe, mindestens 7-10 Tage fortgeführt werden. Eine antivirale Therapie ist wegen möglicher Nebenwirkungen im Einzelfall abzuwägen. Daneben ist, besonders bei Amantadin, mit der Entwicklung von Resistenzen zu rechnen. Speziell bei jungen Menschen, die eine Influenza zumeist komplikationslos überstehen, reicht oft eine symptomatische Therapie aus. Vorsicht ist bei der symptomatischen Behandlung bei Kindern geboten, zumal die Gabe von Salicylaten wegen der Gefahr eines Reye-Syndroms kontraindiziert ist. Die Indikation zur Gabe von Antibiotika besteht bei einer bakteriellen Superinfektion.

Impfstoff: Nachdem die Viren im embryonierten Hühnerei gezüchtet wurden, werden die beiden viralen Proteine (nämlich Hämagglutinin und Neuraminidase), aus der Virusoberfläche durch Detergentien herausgelöst. Diese Spaltvakzine wird noch weiter gereinigt, so dass nur noch wenige Hühnerantigene und Fremdstoffe in dem Impfstoff vorliegen. Da sich diese Virusproteine in ihrer Antigeneigenschaft ständig durch Antigen-Shift und Punktmutationen (Antigen-Drift) verändern, muss die Komposition der Bestandteile des Impfstoffs regelmäßig, d.h. jährlich, den aktuellen Epidemiestämmen angepasst werden. Diese Stämme werden von der WHO ausgewiesen. Aktuelle Impfstoffe enthalten eine Kombination von Antigenen dreier Virusstämme, zwei des Typs A (H1N1 und H3N2) und einen Typ-B-Stamm. Von einem Impfstoff (nämlich INTANZA) gibt es 2 verschiedene Dosierungen, wobei Personen> 60 Jahre die höhere Dosis erhalten sollten.

Zusatzstoffe: Hühnerproteine, Spuren von Formalin und diverse Antibiotika können in Impfstoffen enthalten sein. Da es bei älteren Menschen (> 65 Jahre) und/oder chronisch kranken Patienten zu einer verminderten Immunreaktion kommen könnte, wird durch Hinzufügen bestimmter immunstimulatorischer Adjuvantien versucht, die Immunogenität eines Impfstoffs zu erhöhen. Allerdings gibt es keine gesicherten Daten, ob Adjuvantien bei Influenzaimpfstoffen zu einer wirklich signifikant gesteigerten Immunantwort gegenüber herkömmlichen Subunitimpfstoffen führen. Andererseits sind solche Adjuvantien oftmals verantwortlich für impftypische Lokalreaktionen wie Schmerzen, Rötung und Schwellung im Bereich der Einstichstelle.

Lagerung und Haltbarkeit: Influenzaimpfstoffe sind in der Regel gekühlt aufzubewahren (+2 °C bis +8 °C) und das Haltbarkeitsdatum ist zu beachten.

Handelsnamen/Hersteller: Grippe-Impfstoff (Ratiopharm); Grippe-Impfstoff STADA (STADA Medical), Afluria (CSL Biotherapies), Begripal (Novartis Behring); Influsplit SSW (GlaxoSmithKline); INTANZA (Sanofi Pasteur MSD), MUTAGRIP (Sanofi Pasteur MSD), Optaflu (Novartis); Preflucel (Baxter), Vaxigrip (Sanofi Pasteur MSD), Xanaflu (Abbott).

Applikationen: i.m. oder tief s.c. (Kinder, die vorher noch nie gegen Grippe geimpft wurden, sollten nach 4 Wochen eine zweite Injektion erhalten); INTANZA wird i.c. appliziert.

Indikationen: alle Personen > 60 Jahre; Bewohner von Alten- und Pflegeheimen; Kinder, Jugendliche und Erwachsene mit chronischen Herzkrankheiten, chronisch bronchopulmonalen Krankheiten (Asthma, chronischer Bronchitis, Bronchiektasen, Emphysem), chronischen Nierenkrankheiten, Multipler Sklerose mit durch Infektion getriggerten Schüben sowie Diabetes mellitus und anderen Stoffwechselerkrankungen; Schwangere, Kinder, Jugendliche und Erwachsene mit angeborenen oder erworbenen Immundefekten; Personen mit berufsbedingter Exposition für Infektionen (v.a. medizinisches Personal, Lehrer); Personen mit erhöhter Gefährdung durch direkten Kontakt zu Geflügel bzw. Wildvögeln.

Kontraindikationen/Gegenanzeigen: Überempfindlichkeit gegen Bestandteile wie etwa Hühnereiweiß. Bei Patienten mit fieberhaften Erkrankungen oder akuten Infektionen sollte die Impfung verschoben werden.

Nebenwirkungen: gelegentlich lokale Irritationen, seltener neurologische Schäden, z.B. Guillain-Barré-Syndrom (Fachinformationen).

Wirkung: Eine i.m.-Injektion reicht in der Regel aus, um eine humorale Immunreaktion auszulösen, die für ca. 1 Jahr Schutz verleiht. Bei Kindern bis zum vollendeten zwölften Lebensjahr, die zuvor noch nie eine Grippeschutzimpfung erhalten haben, sollte eine zweite Impfdosis im Abstand von etwa 4 Wochen injiziert werden. Bei intrakutanen (i.c.) Gabe (INTANZA) kann man erwarten, dass die Immunreaktion besonders stark ist, da in der Haut viele dendritische Zellen lokalisiert sind, die hochprofessionelle antigenpräsentierende Zellen darstellen. Auch bei Personen mit endogener oder iatrogener Immunsuppression, vor allem bei Personen > 60 Jahre wird so eine adäquate Immunantwort erfolgen, vor allem wenn man die erhöhte Dosis verabreicht.

4.2.2 FSME

Erreger: Das Virus gehört zu den Flaviviren (wie Gelbfieber, Dengue).

Immunität: humorale und zellvermittelte Immunreaktion.

Epidemiologie: Endemiegebiete: Österreich, Tschechien, Polen, baltische Staaten, Ungarn, Kroatien. In Deutschland weniger häufig, hauptsächlich in Bayern und im Schwarzwald (ständig aktualisiert: http://www.rki.de/DE/Content/Infekt/EpidBull/Archiv/2012/21/Tabelle.html). Übertragen wird das Virus durch die Schildzecke Ixodes ricinus (gemeiner Holzbock), die in Endemiegebieten in bis zu 10% der Fälle infiziert sein können. Am häufigsten treten Erkrankungen bei Kindern und in den Zeiten auf, wenn die Zecken aktiv sind (im Mai/Juni und erneut, aber weniger häufig im September/Oktober). Ausnahmsweise kann auch in Endemiegebieten eine Inokulation über unpasteurisierte Milch erfolgen.

Klinik: Nach Inokulation in die Haut vermehrt sich das Virus zunächst lokal und in den drainierenden Lymphknoten. Später kommt es zur Virämie und ggf. zum Befall des ZNS (Meningitis und Enzephalitis). Meist subklinischer Verlauf. Zweigipfliger Fieberverlauf (zunächst grippeartig, nach 1 Woche dann Meningitis). Bei Kindern meist Ausheilung ohne Spätfolgen; bei Erwachsenen in 1% der Fälle schlaffe Lähmungen.

Therapie: keine spezifische Therapie möglich.

Impfstoff: Der Impfstoff besteht aus kompletten, aber toten Viren, die in Hühnerembryofibroblasten gezüchtet werden. Für Kinder stehen spezielle Impfstoffe mit reduziertem Antigengehalt zur Verfügung.

Zusatzstoffe: Formaldehyd, Antibiotika.

Lagerung und Haltbarkeit: Haltbarkeitsdatum beachten.

Handelsnamen/Hersteller: Encepur Erwachsene, FSME-Vaccine Behring (Novartis Behring), Encepur Kinder, FSME-Vaccine Behring (Novartis Behring), FSME-IMMUN Erwachsene (Baxter BioScience), FSME-IMMUN 0,25 ml Junior (Baxter Wien).

Applikationen: i.m.; Standardschema: Tag 0, 28, 300; Schnellimpfung: Tag 0, 7, 21.

Indikationen: Vor Aufenthalt in Endemiegebieten sollte eine Grundimmunisierung bestehend aus mindestens 3 Injektionen innerhalb eines Jahres erfolgen. Auffrisch-impfungen alle 3-5 Jahre sind notwendig, um den Schutz aufrechtzuerhalten.

Kontraindikationen: akute Infektionen; Hirngeschädigte, strenge Indikation bei Schwangerschaft.

Nebenwirkungen: lokale Irritation, Arthralgien, Myalgien, Fieber vor allem nach der ersten Injektion.

Wirkung: Eine der effektivsten Impfungen mit einer Konversionsrate von fast 100%. Allerdings lässt der Schutz im Lauf der Jahre nach, so dass längere Zeit nach der Impfung mit Durchbruchinfektionen zu rechnen ist.

Wirksamkeitskontrolle: wäre möglich, ist aber nicht routinemäßig erforderlich.

Besonderheiten: erst nach der zweiten Injektion, belastbare Immunität. Impfschutz besteht auch gegen RSSE (Russian Spring Summer Encephalitis).

4.2.3 Poliomyelitis

Erreger: unbehüllte, umweltstabile Picorna-Viren.

Immunität: hauptsächlich humoral, die zelluläre Immunität ist additiv.

Epidemiologie: Infizierte Menschen scheiden massenhaft Polioviren mit dem Kot aus; diese werden über Schmierinfektionen leicht übertragen. Bei einer extremen Durch-seuchungsrate der Bevölkerung wie sie vor 150 Jahren vorherrschte, ist quasi die gesamte Bevölkerung durch stille Feiung geschützt. Heute dagegen ist der Anteil mit einer natürlicherweise erworbenen Immunität gering. Ein Großteil der Bevölkerung ist also anfällig bei einer evtl. Einschleppung von Wildviren oder bei Besuchen in Endemiegebieten. Dazu gehören vor allem Länder in Afrika (speziell Westafrika) und Asien (speziell indischer Subkontinent, aber auch Vorderasien, wie z. B. Syrien). Nord- und Südamerika sind seit vielen Jahren Poliomyelitis frei.

Klinik: Die allermeisten Infizierten machen nur eine inapparente Infektion durch, haben keine Symptome oder allenfalls etwas Durchfall. Während Kinder nach Infektion meist nur mit einer Enteritis reagieren, steigt mit zunehmendem Alter das Risiko für eine Virämie. Dabei können die Viren ins ZNS gelangen und sich vornehmlich in den Vorderhornganglienzellen vermehren und zu einem zyto-pathogenen Effekt führen. Der Ausfall dieser motorischen Neurone führt zu einer schlaffen Lähmung und allmählichem Muskelschwund.

Therapie: Eine spezifische antivirale Therapie gibt es nicht.

Impfstoff: Der Impfstoff besteht aus einer Mischung abgetöteter Viren der drei Serotypen, die in Zellkulturen angezüchtet wurden.

Zusatzstoffe: Aldehyd, Antibiotika.

Lagerung und Haltbarkeit: Haltbarkeitsdatum beachten.

Handelsnamen/Hersteller: IPV Mérieux (Sanofi Pasteur MSD); IPV Virelon (Novartis Behring); in Kombination: Boostrix Polio (GlaxoSmithKline), Infanrix hexa (GlaxoSmithKline), Infanrix-IPV+Hib (GlaxoSmithKline), Pentavac (Sanofi Pasteur MSD), Repevax (Sanofi Pasteur MSD), REVAXIS (Sanofi Pasteur MSD)

Applikationen: Die Grundimmunisierung besteht aus 3 Injektionen innerhalb 1 Jahres; danach ist alle 10 Jahre jeweils 1 Auffrischimpfung notwendig.

Indikationen: Dies gilt vor allem für Erwachsene, die deutlich anfälliger für schlaffe Lähmungen sind als Kleinkinder, besonders wenn sie in Gebiete reisen, in denen die Kinderlähmung noch endemisch auftritt (Indien, Westafrika).

Kontraindikationen: akute Erkrankungen.

Nebenwirkungen: lokale Irritationen; selten: Schwindel, Übelkeit, passagere Parästhesien.

Wirkung: humorale, neutralisierende Antikörper.

Wirksamkeitskontrolle: routinemäßig nicht möglich.

Besonderheiten: Der Impfstoff wird oft mit anderen Totantigenen kombiniert.

4.2.4 Tollwut (Rabies)

Erreger: Das Lyssavirus gehört in die Gruppe der Rhabdoviren; in der Natur existieren nur wenige Varianten.

Immunität: Natürlicherweise entsteht keine Immunität, weil die Letalität extrem hoch ist.

Epidemiologie: Weltweit treten > 50.000 Todesfälle von Rabies auf (vor allem in Asien, Afrika und Lateinamerika); meistens nach Kontakt mit Speichel eines infizierten Tieres (Zoonose: hauptsächlich streunende Hunde [urbane Form], andere Carnivoren [Füchse etc.; Fledermäuse; gelegentlich Haustiere]) bzw. durch Biss. Schon 3-7 Tage vor Beginn der manifesten Erkrankung kann ein Tier Viren ausscheiden. Deswegen sollten verdächtige Tiere für 10 Tage unter Beobachtung stehen. Die Tiere dürfen nicht getötet werden! Nach dem Tod des Tieres sollte der Kopf zur virologischen Diagnostik eingeschickt werden. Die Transmission von Mensch zu Mensch ist prinzipiell möglich (Hornhauttransplantation; Organtransplantation).

Klinik: Die Viren wandern zentripetal entlang der Nerven von der Eintrittstelle ins ZNS. Nach einer variabel langen Inkubationszeit (abhängig von Invasionsort und Dosis) von 3-8 Wochen entsteht eine akute Infektion; progressive Enzephalitis; immer fatal.

Therapie: Eine spezifische, antivirale Therapie ist nicht möglich.

Impfstoff: Derzeit sind zwei Impfstoffe auf dem Markt, die beide abgetötete Viren enthalten, wobei diese entweder im Hühnerei oder in humanen diploiden Zellkulturen gezüchtet werden. Beide sind gut wirksam und gut verträglich.

Zusatzstoffe: Hühnerproteine bzw. Humanalbumin, Antibiotika.

Lagerung und Haltbarkeit: Haltbarkeitsdatum beachten.

Handelsnamen/Hersteller: Rabipur (Novartis Behring); Tollwut-Impfstoff (HDC) inakti-viert (Sanofi Pasteur MSD).

Applikationen: Für die Primärimmunisierung sind mindestens drei Injektionen (Tag 0, 7, 21) erforderlich, gefolgt von einer vierten Gabe nach 1 Jahr. Schnellimmunisierung bei Postexpositionsprophylaxe = PEP: Tag 0, 3, 7, 14, 28 (zusätzlich passive Immunisierung). Bei bereits aktiv Geimpften ist als PEP eine zweimalige aktive Impfungen (an Tag 0 und 3) sinnvoll, um schnell eine Gedächtnisreaktion auszulösen (Hyperimmunglobulin sollte bei einem aktiv vorimmunisierten Patienten nicht angewendet werden, da dadurch die aktive Immunität beeinträchtigt werden kann).

Indikationen: vor Reisen in Gebiete mit hoher Prävalenz (Asien, Afrika, Lateinamerika), vor allem wenn dabei Orte mit streunenden Hunden besucht werden. Spätestens 72 Stunden nach Kontakt mit verdächtigen Tieren, nach Exposition mit verdächtigem Speichel bzw. nach Biss.

Kontraindikationen: für PEP keine, da vitale Indikation; für präexpositionelle Impfung: allergische Reaktionen gegenüber dem Impfstoff; nicht während einer Schwangerschaft.

Nebenwirkungen: lokale Irritation; fieberhafte, grippeähnliche Reaktion; selten neurologische Komplikationen.

Wirkung: humorale, neutralisierende Antikörper.

Wirksamkeitskontrolle: routinemäßig nicht möglich.

Besonderheiten: aktuell besteht ein Produktionsengpass.

4.2.5 Japan-B-Enzephalitis

Erreger: Das Virus gehört wie die Erreger von FSME, Gelbfieber und Dengue zur Flavivirusgruppe.

Immunität: humoral und zellulär, z.T. kreuzreaktiv mit anderen Flaviviren.

Epidemiologie: Das Virus wird durch Mücken (Culex-Arten) übertragen, nicht von Mensch zu Mensch. Diese Zoonose kommt endemisch in manchen Gebieten Südostasiens vor (z.B. in China, Vietnam, Indien, Japan, Südkorea, Thailand, Laos, Kambodscha, Indonesien, Papua-Neuguinea, auf den Philippinen); gelegentlich kommt es dort zu epidemischen Ausbrüchen. Vereinzelt wurden auch Fälle in Pakistan und Australien registriert.

Klinik: in den meisten Fällen milder Verlauf mit grippeartigen Beschwerden; in manchen Fällen bedrohliche Manifestationen. Akuter oder schleichender Beginn; hohes Fieber, starke Kopfschmerzen, Meningoenzephalitis mit Hyperreflexie. Die ZNS-Schäden können Residuen hinterlassen.

Therapie: Eine gezielte Therapie gibt es nicht.

Impfstoff: Der Impfstoff (IXIARO) besteht aus formalininaktivierten Viren, die in Zellkulturen angezüchtet werden.

Zusatzstoffe: Dem Impfstoff ist Aluminiumhydroxid als immunologisches Adjuvans hinzugefügt; mit Spuren von Formalin ist zu rechnen.

Lagerung und Haltbarkeit: Haltbarkeitsdatum beachten.

Handelsname: IXIARO (Novartis).

Applikationen: Grundimmunisierung: 2 Injektion im Abstand von 4 Wochen an Personen > 18 Jahre (eine Zulassung für Kinder steht bevor); ggf. nach 1 Jahr eine Booosterinjektion. (Weitere Boosterinjektionen sind noch nicht geklärt).

Indikationen: Sinnvoll ist eine frühzeitige Impfung vor Reisen in Sumpfgebiete von Südostasien, wo Wildviren durch Mücken auf den Menschen übertragen werden; dieses Risiko steigt bei längeren Aufenthalten.

Kontraindikationen: Zephalopathien, akute Erkrankungen, Alter < 18 Jahre, Schwangerschaft.

Nebenwirkungen: lokale Entzündungsreaktion an der Eintrittstelle. Systemische Reaktionen treten in ca. 10% der Fälle auf, wobei Fieber, Schüttelfrost, Muskelschmerzen, Kopfschmerzen, Ausschlag (Urticaria, Angioödem) und Juckreiz beobachtet werden.

Wirkung: hohe Konversionsrate, wobei neutralisierende Antikörper gegen bestimmte virale Epitope entstehen, die den Eintritt von Viren in die Wirtszellen blockieren.

Wirksamkeitskontrolle: routinemäßig nicht möglich.

4.2.6 Humane Papillomaviren (HPV)

Erreger: Die humanpathogene Gattung der Papillomaviren besteht aus ca. 100 verschiedenen Typen. Sie sind Erreger von in der Regel gutartigen Haut- und Schleimhauttumoren (Warzen). Einige (6, 11, 16, 18, 31, 45) tragen als Kofaktor zur Entstehung von malignen Entartungen bei. Die Serovare 6 und 11 sind hauptsächlich für die Entstehung von Genitalwarzen verantwortlich.

Immunität: Nach natürlicher Virusexposition entstehen nur niedrige humorale Antikörpertiter.

Epidemiologie: Durch Kontakt mit erregerhaltigem Warzenmaterial werden HP-Viren schon häufig im Kindesalter übertragen. Warzen im Genitalbereich werden beim Geschlechtsverkehr verschleppt oder auch schon während der Geburt übertragen. Hochgradige zervikale Dysplasien, die Vorstufen zum Zervixkarzinom, treten oft nach mehr als 20 Jahren auf. Zervixkarzinome treten gehäuft bei Personen mit niedrigem sozio-ökonomischem Status auf.

Klinik: Bei Infektion mit bestimmten Virustypen tritt Jahre später eine CIN (cervical intraepithelial neoplasia) auf mit der Tendenz zum lokalen infiltrativen Wachstum und zur Metastasierung. Auch Genitalwarzen (Condylomata acuminata) können entstehen.

Therapie: Eine spezifische antivirale Therapie gibt es nicht.

Impfstoffe: Rekombinant in Hefezellen hergestellte Proteine von Papillomaviren aggregieren (self assembly) bei hohen Konzentrationen in vitro zu virusähnlichen Partikeln (virus like particles = VLP), die keine virale DNA enthalten. Cervarix enthält virale Proteine der Typen 16 und 18, die rekombinant in Baculoviren hergestellt werden und an Monophosphoryl-Lipid A (MPL) und Aluminiumhydroxid adsorbiert sind. Gardasil enthält zusätzlich virale Proteine der Serovare 6 und 11. Als immunologisches Adjuvans ist in diesem Impfstoff Aluminiumhydroxid enthalten.

Zusatzstoffe: Aluminiumhydroxid bzw. zusätzlich Monophosphoryl-Lipid A (MPL).

Lagerung und Haltbarkeit: nicht einfrieren; Haltbarkeitsdatum beachten.

Handelsnamen/Hersteller: Gardasil (Sanofi Pasteur MSD); Cervarix (GlaxoSmith-Kline)

Applikationen: 3 Einzeldosen zum Zeitpunkt 0, 2 und 6 Monate; i.m.

Indikationen: Bei Mädchen im Alter von 12-17 Jahren (vor dem ersten Geschlechtsverkehr) und bei jungen Frauen kann die Induktion von humoralen Antikörpern mittels 3 Impfdosen vor einer späteren Karzinomentstehung schützen. (www.dakj.de).

Kontraindikationen: akute, schwere fieberhafte Erkrank.; allerg. Reaktion auf Impfstoff.

Nebenwirkungen: lokale Irritation; Fieber.

Wirkung: humorale Antikörper.

Wirksamkeitskontrolle: nicht routinemäßig notwendig.

Besonderheiten: Ziel ist die Prävention von Karzinomen; die in der Praxis tatsächlich zu erzielende Effizienz, d.h. die Reduktion der Inzidenz von Zervixkarzinomen, muss sich erst noch in der Zukunft erweisen. Der Impfstoff enthält nicht alle der bekannten onkogenen HP-Viren.

4.2.7 Hepatitis A

Erreger: Das HAV, ein Hepatovirus, ist umweltstabil; keine zytopathogenen Effekte.

Immunität: nach Infektion lebenslange Immunität. Zytotoxische T-Lymphozyten, die Träger der zellulären Immunität, zerstören die infizierten Leberzellen. Humorale, neutralisierende Antikörper schützen vor einer Infektion.

Epidemiologie: Schon 14 Tage vor einer manifesten Erkrankung scheidet ein Infizierter mit dem Stuhl massenhaft Viren aus. Fäkal-orale Transmission mit Lebensmitteln (speziell Salate, Seafood) und Wasser. In tropischen Ländern mit niedrigem Hygienestandard hohe Durchseuchungsraten im Erwachsenenalter (> 90%); in Europa und Nordamerika Durchseuchungsrate < 10%.

Klinik: Nach einer Inkubationszeit von 4(-6) Wochen kommt es zu einem abruptem Beginn mit Übelkeit, Fieber, Müdigkeit, Myalgien und gelegentlich Ikterus und Bilirubinurie. Bei Kindern verläuft die Infektion in > 90% der Fälle subklinisch. Erwachsene erkranken öfter manifest. Ausheilung in 2-4 Wochen fast immer vollständig.

Therapie: keine spezifische antivirale Therapie möglich.

Impfstoff: abgetötete Viren, die in humanen Zellkulturen gezüchtet werden.

Zusatzstoffe: Formaldehyd, diverse Antibiotika; manchmal Aluminiumhydroxid als Adjuvans; manchmal Virusomen als Adjuvans bestehend aus Influenzavirus-Hämagglutinin und -Phospholipiden.

Lagerung und Haltbarkeit: Haltbarkeitsdatum beachten.

Handelsnamen/Hersteller: Havrix 1440 (GlaxoSmithKline), HAVpur (Novartis Behring), Vaqta (Sanofi Pasteur MSD), Vaqta Kinder (Sanofi Pasteur MSD); in Kombination: Hepatyrix (GlaxoSmithKline), Twinrix Erwachsene (GlaxoSmithKline), Twinrix Kinder (GlaxoSmithKline), Viatim (Sanofi Pasteur MSD).

Applikationen: i.m.

Indikationen: Personen > 60 Jahre sind zu einem sehr hohen Prozentsatz bereits durch eine meist unerkannte Infektion in der Kindheit (Nachkriegszeit) lebenslang immun (eine Serumkontrolle kann hier den Immunstatus klären). Junge Menschen dagegen profitieren von der Impfung; speziell Reisende in Länder der Dritten Welt sollten geimpft werden; die Impfung wirkt stark immunogen, so dass schon eine i.m.-Injektion genügt, um einen Immunschutz zu erzeugen, der mindestens 6-12 Monate anhält; anschließend sollte eine zweite Injektion erfolgen, die Wirkung muss dann nur alle 10 Jahre oder länger aufgefrischt werden (in Kombination mit dem Hepatitis-B-Impfstoff gelten andere Zeitabstände).

Kontraindikationen: akute Erkrankungen.

Nebenwirkungen: Neben lokalen Irritationen Übelkeit, Durchfall, Myalgien.

Wirkung: Es entstehen neutralisierende Antikörper im Serum, die das Eindringen von Viren in die Leberzellen verhindern.

Wirksamkeitskontrolle: Da nach einer aktiven Impfung 90% der Geimpften Antikörper bilden, ist eine routinemäßige Untersuchung von Serumantikörpern nicht erforderlich; ggf. kann eine serologische Untersuchung den Immunstatus vor einer Auffrischimpfung oder bei medizinischem Personal klären.

Besonderheiten: Für Kinder existiert eine spezielle Impfstoffpräparation mit reduziertem Antigengehalt.

4.2.8 Hepatitis B

Erreger: Das Hepadna-Virus besteht aus einer doppelsträngigen DNA, die in ein Core-Antigen (HBc-Antigen) eingewickelt und von einer Hülle aus HBs-Antigenen umgeben ist. Aus dem HBc-Genprodukt kann durch Abspaltung ein weiteres Antigen, das HBe-Antigen, entstehen, das nicht in das Viruspartikel eingebaut wird, aber in der akuten Phase im Serum eines Infizierten nachweisbar ist. Das HBs-Antigen ist antigenetisch heterogen mit einem konservierten Teil (a) und einem variablen Teil (d, y, w, wovon es mehrere Subtypen gibt, r und q, die möglicherweise die Schwere des Verlaufs bedingen. Viren zeigen eine Affinität zu den Hepatozyten, aber keinen zytopathogenen Effekt.

Immunität: Eine zelluläre Immunreaktion (zytotoxische T-Lymphozyten) zerstört die infizierten Leberzellen, wodurch die Leberwerte (intrazelluläre Enzyme) ansteigen. Humorale Antikörper haben eine neutralisierende Wirkung auf die Viren, so dass die Bindung an Rezeptoren der Wirtszelle gehemmt wird. Die Immunität gegen einen Typ verleiht auch einen Schutz gegen die anderen Typen. Antigen-Antikörper-Komplexe bedingen diverse Störungen, wie etwa eine Vaskulitis oder Glomerulonephritis.

Epidemiologie: Es gibt hauptsächlich drei Transmissionswege: parenteral (Transfusionen, i.v.-Drogenabusus; Nadelstichverletzungen), sexuell (Geschlechtsverkehr mit Prostituierten) und während der Geburt (infizierte Mutter). Akut und chronisch Erkrankte sowie gesunde Träger können Quelle sein. In den Ländern der Dritten Welt ist die Durchseuchung recht hoch, in Deutschland recht niedrig (< 0,5%).

Klinik: Nach einer Inkubationszeit von ca. 8(-18) Wochen stellt sich ein Krankheitsgefühl ein (Abneigung gegen Speisen, Erbrechen, Abdominalbeschwerden, Gelenkbeschwerden, Schwindel). Weniger als 30% der Infizierten entwickeln Ikterus und Pruritus. Nur etwa 1% der Infektionen verläuft tödlich. Bei einer chronischen Hepatitis, hauptsächlich bei Abwehrschwäche, entwickelt sich in ca. 20% der Fälle eine Leberzirrhose oder gar ein Leberkarzinom. Bei einer Infektion im Neugeborenenalter liegt das Risiko für die Entstehung einer chronischen Infektion bei > 90%.

Therapie: Zur Hemmung der Fibroblastenproliferation sind Interferon α und β geeignet; Lamuvidin hat eine direkte antivirale Wirkung; Resistenzen kommen vor.

Impfstoff: Der rekombinante Impfstoff wird in einem Hefepilz hergestellt. Er enthält Teile des Oberflächenproteins des Virus (HBS-Antigen). Die Menge an Antigen wird je nach Alter und Grundkrankheit angepasst. Adsorbiert an Aluminiumhydroxid.

Zusatzstoffe: Aluminiumhydroxid.

Lagerung und Haltbarkeit: Haltbarkeitsdatum beachten.

Handelsnamen/Hersteller: Engerix-B Kinder bzw. Erwachsene (GlaxoSmithKline); Fendrix (GlaxoSmithKline) (wegen des lipid-A besonders für Dialysepatienten geeignet); HBVAXPRO 5 Mikrogramm (für Kinder bis zu 15 Jahren), 10 Mikrogramm (ab 16 Jahre) 40 Mikrogramm (für Dialysepatienten) (Sanofi Pasteur MSD); Kombinationen: Infanrix hexa (GlaxoSmithKline); Twinrix Kinder bzw. Erwachsene (GlaxoSmithKline).

Applikationen: i.m. oder s.c.; nicht intravasal; erst nach einer Grundimmunisierung bestehend aus 3 Injektionen innerhalb eines Jahres besteht Schutz. Danach muss je nach Stärke der Immunantwort, die individuell variieren kann, ungefähr alle 10 Jahre eine Auffrischimpfung erfolgen.

Indikationen: Speziell gefährdete Personengruppen (Homosexuelle, Prostituierte, Drogenabhängige, medizinisches Personal, Dialysepatienten; Haushaltskontakte) sollten unbedingt geimpft werden. Postexpositionelle Impfung zusammen mit Hyperimmunglobulin.

Kontraindikationen: akute Erkrankungen; Allergie gegen Hefen.

Nebenwirkungen: gastrointestinale Beschwerden, Parästhesien, Schwindel, Arthralgien; HBVAXPRO enthält Spuren von Latex (Vorsicht bei Latexallergie).

Wirkung: humorale Immunität.

Wirksamkeitskontrolle: Das Ausmaß der Immunreaktion kann durch eine serologische Kontrolle gemessen werden. Die Höhe der Antikörpertiter gibt Hinweise auf die Zeitspanne bis zur nächsten Auffrischimpfung. Non-Responder entwickeln selbst nach sechsfacher Gabe keine Antikörper. Vor allem bei Dialysepatienten ist die Serokonversion (auch bei hohen Antigengaben) nicht mit Sicherheit gewährleistet.

Besonderheiten: Prävention von Karzinomen durch Impfung; kurz nach Kontakt (z.B. Neugeborenes einer infizierten Mutter) ist eine passive Impfung mit Hyperimmunglobulin erfolgreich, ggf. gleichzeitig mit Beginn der Aktivimpfung. Eine Ko-Infektion mit Hepatitis D verschlechtert die Prognose. Eine Impfung gegen Hepatitis B schützt indirekt auch vor einer Infektion mit dem Hepatitis-D-Virus.

4.2.9 Tetanus

Erreger: Clostridium tetani ist ein anaerob wachsendes, grampositives (gramlabiles) Stäbchenbakterium. Es produziert ein hochgefährliches Neurotoxin.

Immunität: Humorale Antikörper neutralisieren das Toxin.

Epidemiologie: Die Sporen von Clostridium tetani sind ubiquitär.

Klinik: Wenn Sporen in nekrotische Gewebe gelangen, z.B. in der Umgebung von Fremdkörpern (Holzsplitter), zerklüftete Wundränder, gangränöse Akren oder den Nabel (Tetanus neonatorum), können sie in anaerobem Milieu auswachsen. Die vegetativen Stäbchenbakterien bilden dann am Ort der Invasion das Tetanustoxin, das retrograd über die peripheren Nerven und über die Blutbahn an die Nervenendplatten der quergestreiften Muskulatur gelangt und dort die Freisetzung von Neurotransmittern blockt, wodurch gleichzeitig agonistische und antagonistische Muskelgruppen aktiviert werden können. Dieser Effekt ist entweder auf nur wenige Muskelgruppen begrenzt oder er tritt generalisiert auf. Die Inkubationszeit variiert zwischen wenigen Tagen und mehreren Wochen. Die neurologischen Komplikationen können nur symptomatisch behandelt werden. Vor allem im hohen Alter ist die Krankheit mit einer hohen Letalität verbunden.

Therapie: Die lokale Infektion kann durch chirurgische Maßnahmen oder mit Metronidazol behandelt werden. Die Intoxikation selbst ist nur noch symptomatisch therapierbar. Spezifische Antikörper (homologes Hyperimmunglobulin) sind nur in der Anfangsphase wirksam.

Impfstoff: Der Impfstoff besteht aus formalininaktiviertem Tetanustoxin (= Tetanustoxoid).

Zusatzstoffe: Zumindest für die Primärimpfung muss dieser wenig immunogene Impfstoff an Aluminiumhydroxid gekoppelt werden (Adsorbatimpfstoff); dieses immunologische Adjuvans verstärkt die Rekrutierung von Immunzellen, indem sie die entzündliche Reaktion am Injektionsort fördert. Theoretisch hätte ein Fluid-Impfstoff ohne Adjuvans einen bessere Vertäglichkeit und wäre bei Vorimmunisierten in der Lage, eine Memory-Reaktion auszulösen. Derzeit ist ein solcher Impfstoff im Handel nicht erhältlich.

Lagerung und Haltbarkeit: kühl lagern; nicht in der Tür des Kühlschranks! Nicht Einfrieren, weil das Adjuvans dabei ausfällt. Haltbarkeitsdatum beachten.

Handelsnamen/Hersteller: Tetanol pur (Novartis Behring); Tetanus-Impfstoff Mérieux (Sanofi Pasteur MSD); In Kombination: Td-Impfstoff Mérieux (Sanofi Pasteur MSD); Td-pur (Novartis Vaccines), Td-RIX (GlaxoSmithKline), Boostrix (GlaxoSmithKline), COVAXIS (Sanofi Pasteur MSD), Infanrix (GlaxoS-mithKline), Boostrix Polio (GlaxoSmithKline), Infanrix hexa (GlaxoS-mithKline), Infanrix-IPV+Hib (GlaxoSmithKline), PENTAVAC (Sanofi Pasteur MSD), REPEVAX (Sanofi Pasteur MSD), REVAXIS (Sanofi Pasteur MSD)

Applikationen: i.m.

Indikationen: Die Grundimmunisierung (beginnend meist im Alter von 3 Monaten) besteht aus 3-4 Injektionen im Abstand von zunächst 4 Wochen und dann 1 Jahr. Alle 10 Jahre muss eine Auffrischimpfung erfolgen. Ist eine Grundimmunisierung

erfolgt und dokumentiert, ist nur noch 1 Auffrischimpfung notwendig, selbst wenn der Abstand zur letzten Injektion mehr als 10 Jahre beträgt (eine erneute Grundimmunisierung ist also nicht indiziert!).
Im Fall einer Verletzung und falls der Impfstatus nicht klar ist, erfolgt zunächst 1 Injektion (dabei ist grundsätzlich die Kombination mit Diphtherie vorzuziehen!). Schwangere sollten auf alle Fälle geimpft sein, damit eine Leihimmunität auf das Kind durch diaplazentaren Transport von Antikörpern der Klasse IgG erfolgen kann.

Kontraindikationen: schwere (neurologische) Störungen nach einer früheren Impfung; eine Schwangerschaft stellt keine Kontraindikation dar.

Nebenwirkungen: Am Ort der Injektion kann gelegentlich eine Rötung und Infiltration entstehen, wobei der Patient einen „schweren Arm" fühlt. Das Adjuvans Aluminiumhydroxid ist für die gelegentliche Nebenreaktion mitverantwortlich (im Prinzip könnten für die nachfolgenden Injektionen der besser verträgliche Fluid-Impfstoff verwendet werden, der jedoch derzeit nicht kommerziell angeboten wird).

Wirkung: Eine Infektion mit Clostridium tetani wird nicht verhindert. Die humoralen Antikörper der Klasse IgG neutralisieren das Tetanustoxin, so dass die schwerwiegende, letale Störung der Transmission an der neuromuskulären Endplatte verhindert wird.

Wirksamkeitskontrolle: Eine routinemäßige Kontrolle ist nicht notwendig. Im Zweifelsfall kann der Impfstatus durch einen serologischen Test überprüft werden. Im hohen Alter ist der Impferfolg nicht sicher und sollte überprüft werden.

Besonderheiten: Meistens ist der Tetanusimpfstoff kombiniert mit anderen Impfstoffen, z.B. mit Diphtherie, Poliomyelitis und Pertussis.

4.2.10 Diphtherie

Erreger: Corynebacterium diphtheriae sind grampositive, gebogene Stäbchenbakterien. Wenn sie mit einem temperenten Phagen infiziert sind, auf dessen Genom die genetische Information für das Diphtherietoxin kodiert ist, sind sie gefährlich.

Immunität: Humorale Antikörper neutralisieren das Toxin, hemmen das lokale Wachstum der Bakterien und verhindern somit die Ausbreitung von Toxinbildnern.

Epidemiologie: Corynebakterien sind normale Kommensalen auf der Haut und auf den Schleimhäuten. Gelegentlich sind darunter auch Stämme von Corynebacterium diphtheriae. In Deutschland bildet das Bakterium aber extrem selten Toxine. Träger solcher toxinbildenden Stämme gibt es in Russland, Asien und Afrika.

Gelegentlich werden solche Stämme auch importiert.

Klinik: Die pathogenen Bakterien produzieren an der Stelle der Invasion (Rachenmandeln, seltener diverse Stellen der Haut) eine stark entzündliche lokale Infektion; es entstehen große, brettharte Eiterungen, die beim Entfernen bluten. Diese Infektion tendiert dazu, auf die Umgebung, z.B. den weichen Gaumen und den Kehlkopf, überzugreifen und eine Angina mit Stridor auszulösen; dabei bildet sich ein charakteristischer Foetor ex ore.
Bei maximaler Ausprägung kommt es zu einer Schwellung des Halses (Cäsarenhals). Während der lokalen Vermehrung der Bakterien bilden sie das Toxin, das in die Umgebung und über die Blutbahn in verschiedene Organe gelangt. Als Folge der stark zytotoxischen Wirkung kommt es zum Zerfall von Zellen; speziell der Verlust von Herz- und Nervenzellen führt innerhalb von 1-6 Wo. zu schwerwiegenden, lebensbedrohlichen Defekten. Eine durchgemachte Infektion hinterlässt keine sichere Immunität.

Therapie: Eine Antibiotikatherapie kommt zu spät, wenn schon große Mengen von Toxin gebildet wurden. Zur Prophylaxe kann ein Makrolid eingesetzt werden.

Impfstoff: Der Impfstoff besteht aus formalininaktiviertem Diphtherietoxin (= Diphtherietoxoid); es gibt zwei Dosierungen: D (für Kinder); d (für Kinder > 6 Jahre und Erwachsene) enthält nur etwa 1/10 der Kinderdosis.

Zusatzstoffe: Zumindest für die Primärimpfung muss dieser wenig immunogene Impfstoff an Aluminiumhydroxid gekoppelt werden (Adsorbatimpfstoff); dieses immunologische Adjuvans verstärkt die Rekrutierung von Immunzellen, indem sie die entzündliche Reaktion am Injektionsort fördert.

Lagerung und Haltbarkeit: nicht einfrieren; Haltbarkeitsdatum beachten.

Handelsnamen/Hersteller: Diphtherie-Adsorbat-Impfstoff für Erwachsene (Novartis Behring); Kombinationen: Boostrix (GlaxoSmithKline), Boostrix Polio (GlaxoSmithKline), COVAXIS (Sanofi Pasteur MSD), Infanrix (GlaxoSmithKline), Infanrix hexa
(GlaxoSmithKline), Infanrix-IPV+Hib (GlaxoSmithKline), Pentavac (Sanofi Pasteur MSD), Repevax (Sanofi Pasteur MSD), REVAXIS (Sanofi Pasteur MSD), Td-Impfstoff Mérieux (Sanofi Pasteur MSD), Td-pur (Novartis Behring), Td-RIX (Sanofi Pasteur MSD), Td-Virelon (Novartis Behring). Erwachsene erhalten d, d.h. nur etwa 1/10 der Dosis für Kinder!

Applikationen: i.m.

Indikationen: Die Grundimmunisierung (beginnend meist im Alter von 3 Monaten) besteht aus 3-4 Injektionen im Abstand von zunächst 4 Wochen und dann 1 Jahr. Alle 10 Jahre muss eine Auffrischimpfung erfolgen. Ist eine Grundimmunisierung erfolgt und dokumentiert, ist nur noch 1 Auffrischimpfung notwendig, selbst wenn der Abstand zur letzten Injektion mehr als 10 Jahre beträgt (eine erneute Grundimmunisierung ist also nicht indiziert!).

Kontraindikationen: allenfalls Unverträglichkeit des Impfstoffs bei vorangegangener Impfung. Eine Schwangerschaft ist kein Hinderungsgrund.

Nebenwirkungen: Bei Erwachsenen muss eher mit einer Unverträglichkeit gerechnet werden, deswegen ist die Dosis reduziert.

Wirkung: Es entstehen Antikörper der Klasse IgG gegen das Diphtherietoxin, das dadurch während der Zirkulation im Blut neutralisiert wird.

Wirksamkeitskontrolle: Eine routinemäßige Kontrolle ist nicht notwendig. Im Zweifelsfall kann der Impfstatus durch einen serologischen Test überprüft werden.

Besonderheiten: Meistens ist der Tetanusimpfstoff kombiniert mit anderen Impfstoffen, z.B. mit Diphtherie, Poliomyelitis und Pertussis.

4.2.11 Meningokokken

Erreger: Meningokokken (Neisseria meningitidis) sind gramnegative Kokken, die aufgrund ihrer unterschiedlichen Kapselantigene in mehrere Serogruppen aufgeteilt werden können. A, B und C sind die wichtigsten humanpathogenen Erreger, gefolgt von W135 und Y.

Epidemiologie: Etwa 5-10% der Bevölkerung (in bestimmten Gruppen, z.B. bei Soldaten und Studenten kann die Trägerrate vorübergehend deutlich höher sein) sind symptomlose Träger, wobei in Europa die Serogruppe B dominiert. Infektionen mit den Serovarietäten A und C treten gehäuft in der Sahelzone Afrikas und im sog. Meningitisgürtel (Nepal, Ecuador) auf, zu bestimmten Jahreszeiten sogar epidemiehaft. Bei Mekkapilgern ist der Stamm W135 häufig zu finden. Per Tröpfchen- oder als Schmierinfektion können sie auf Kontaktpersonen übertragen werden.

Immunität: Erwachsene haben eine stille Feiung durchgemacht, vermutlich durch häufigen Kontakt mit verwandten, apathogenen Neisserien, z.B. Neisseria lactamica, und sind somit wenig anfällig; Kleinkinder < 1 Jahr profitieren noch vom Nestschutz. Kinder und Jugendliche dagegen sind anfällig.

Klinik: Beginn oft mit leicht fieberhafter Pharyngitis, die in eine Sepsis übergeht; intravaskuläre Gerinnung, die zum Verschluss der Gefäße führt; typischerweise Nekrosen der Akren und der Nebennierenrinde (Waterhouse-Friedrichsen-Syndrom). Später entwickelt sich eine eitrige Meningitis mit Kopfschmerzen, Nackensteifigkeit und ggf. Bewusstlosigkeit. Infektionen mit Serogruppen A und C können fulminant verlaufen.
Die Letalität im Kindesalter ist recht hoch.

Therapie: Eine Therapie mit Penicillin G (oder Ceftriaxon) ist zwar wirksam, kommt aber oft zu spät. Eine prophylaktische orale Einnahme von 1 x 500 mg Ciprofloxacin oder Levofloxacin bzw. 2 Tage lang zweimal 600 mg Rifampicin oral bzw. einmal 250 mg Ceftriaxon schützt Erwachsene bei Kontakt mit manifest Erkrankten, die große Mengen von Bakterien mittels Tröpfchen verbreiten (medizinisches Personal hat bei einer künstlichen Beatmung von Erkrankten ein tausendfach erhöhtes Risiko zu erkranken).

Impfstoff: a) Polysaccharidimpfstoffe aus der Kapsel: Für Erwachsene gibt es einen Impfstoff (Meningokokken-Impfstoff A+C Mèrieux; Sanofi Pasteur MSD), der gereinigtes Kapselpolysaccharid von Meningokokken der Serogruppe A und C enthält. Ein anderes Präparat (Mencevax ACWY) enthält zusätzlich noch W135 und Y. (Das Kapselantigen von Meningokokken der Serogruppe B ist nicht immunogen. Für Kinder < 2 Jahre gibt es Konjugatimpfstoffe, wobei das Kapselantigen C an ein Proteinantigen, nämlich Diphtherietoxoid, als Hapten gebunden ist. Zusätzlich ist Aluminiumhydroxid als Adjuvans zugefügt. Neuerdings stehen zwei weitere Konjugatimpstoffe zur Verfügung. Hier sind zusätzlich zu dem Polysaccharid C auch noch A, W135 und Y an einen Proteinträger gebunden. Menveo (Novartis Vaccines), gebunden an ein Diphtherietoxinmolekül einer atoxischen Mutante, für Heranwachsende ab 11 Jahre und Nimenrix (GlaxoSmithKline), gebunden an Tetanustoxoid, für Kinder ab 1 Jahr. Sie erzeugen eine starke und lang anhaltende Immunreaktion.
b) Proteinimpfstoff: ein neuer Impfstoff (Bexsero/Novartis) enthält 4 Komponenten und zwar verschiedene Proteine aus der Zellwand von Meningokokken der Serogruppe B, wovon 3 der Antigene rekombinant hergestellt werden. Zusätzlich enthält der Impfstoff noch Aluminiumhydroxid als Adjuvans (auch eine der Komponenten, nämlich Vesikeln aus der Meningokokkenwand, entfaltet eine Adjuvansaktivität). Personen ab 2 Monaten können geimpft werden. Säuglinge < 5 Monate erhalten zur Grundimmunisierung 3 Injektionen im Abstand von je ca. 2 Monaten. Ältere Personen erhalten nur 2 Injektionen. Auffrischungen sind nach 1–2 Jahren angebracht. Für Jugendliche sowie Erwachsene ist der Impfstoff zugelassen (aber noch nicht vom RKI empfohlen).

Zusatzstoffe: Lactose; die Konjugatimpfstoffe enthalten noch Diphtherietoxinprotein und Aluminiumhydroxid. Der Impfstoff gegen Serogruppe B enthält auch Kanamycin.

Lagerung und Haltbarkeit: Kühlkette beachten; Haltbarkeitsdatum beachten.

Handelsnamen/Hersteller: für Erwachsene: Mencevax ACWY (GlaxoSmithKline); Meningokokken-Impfstoff A+C Mérieux (Sanofi Pasteur MSD); Konjugatimpfstoffe für Kleinkinder: Meningitec (Pfizer Pharma); Menjugate Kit (Novartis Behring), NeisVac-C (Baxter HealthCare); Menveo (Novartis Vaccines);

Nimenrix (GlaxoSmithKline)
Für Kinder, Jugendliche und Erwachsene: Proteinimpfstoff Bexsero (Novartis Vaccines) gegen Meningokokken der Serogruppe B.

Applikationen: s.c.; die Konjugatimpfstoffe ebenso wie den Impfstoff gegen Serogruppe B unbedingt i.m.!

Indikationen: Kinder sind am stärksten gefährdet, eine Erkrankung zu entwickeln; deshalb sollten möglichst alle Kinder noch vor Erreichen des zweiten Lebensjahres geimpft werden, um die Morbidität invasiver Meningokokkeninfektionen zu reduzieren. Möglicherweise kann man auch die Trägerrate reduzieren. Besonders bei Reisen in gefährdete Gebiete (speziell in den sog. Meningitisgürtel, d.h. Sahelzone, Nepal, Ecuador, Neuseeland) sollten vornehmlich junge Leute (< 30 Jahre) gegen Meningokokken der Serogruppen A und C geimpft werden.

Kontraindikationen: hohes Fieber, nicht mit anderen Medikamenten mischen. Die reinen Polysaccharidimpfstoffe sollten Kindern < 2 Jahre nicht appliziert werden, weil eine Immuntoleranz gegen solche Immunogene besteht. Auch bei Immunschwäche ist der Erfolg nicht gewährleistet.

Nebenwirkungen: Die reinen Polysaccharidimpfstoffe sind sehr gut verträglich. Selten gibt es lokale Irritationen. Die Konjugatimpfstoffe können gelegentlich auch systemische Reaktionen wie Fieber, Unwohlsein etc. erzeugen. Dies gilt auch für den Proteinimpfstoff.

Wirkung: Innerhalb von 10 Tagen entstehen Antikörper, die eine Immunität vermitteln, die > 3 Jahre anhält.

Wirksamkeitskontrolle: routinemäßig nicht möglich.

Besonderheiten: Eine ausreichende Auffrischung von Diphtherieantikörpern erfolgt bei einer Gabe des Konjugatimpfstoffs nicht!

4.2.12 Pneumokokken

Erreger: Streptococcus pneumoniae (Pneumokokken) sind grampositive Diplokokken mit einer kohlehydrathaltigen Kapsel.

Immunität: Humorale Antikörper gegen die Kapselantigene können die Bakterien opsonisieren.

Epidemiologie: Etwa die Hälfte aller Menschen sind symptomlose Träger von Pneumokokken (Streptococcus pneumoniae), diese sind im Rachen und in der Darmflora zu finden. Exogene sowie endogene Infektionen sind also möglich. Bei Erwachsenen sind Pneumokokken die häufigsten Erreger der ambulant erworbenen Pneumonie (community-acquired pneumonia, CAP). Deutschlandweit erkranken jedes Jahr ca. 500.000 Menschen an einer CAP. Im Prinzip sind 91 verschiedene Kapselpolysaccharide bekannt; von diesen vielen Serotypen sind jedoch einige wenige unter den Krankheitserregern dominierend.

Klinik: Infektionen an der Eintrittspforte, z.B. Sinusitis, bei Otitis media, Mastoiditis, Appendizitis, Peritonitis und Pneumonie, aber auch nach systemischer Ausbreitung wie Sepsis (besonders gefährlich nach Splenektomie = OPSI sowie im hohen Alter) und bei Meningitis.

Therapie: Penicillin G ist Mittel der Wahl noch vor Makroliden oder Cephalosporinen der dritten Generation. Im Ausland muss man jedoch mit einer erhöhten Rate an Resistenzen rechnen.

Impfstoff: Als Antigene dienen diverse Kapselpolysaccharide. Zurzeit sind zwei unterschiedliche Arten von Impfstoffen zugelassen, nämlich ein purer Polysaccharidimpfstoff und zwei Konjugatimpfstoffe, wobei die antigenen Polysaccharide an Proteinträger gekoppelt sind.
Die reine Polysaccharidvakzine (Pneumovax) enthält 23 verschiedene Serotypen; für Kleinkinder ist dieser Impfstoff wegen einer immunologischen Toleranz dieser Impflinge ungeeignet.
Vom Konjugatimpfstoff gibt es Präparate, die entweder 10 (Synflorix) oder sogar 13 (Prevenar 13) der häufigsten Serotypen enthalten. Prevenar13 ist auch zur Impfung Erwachsener zugelassen.

Zusatzstoffe: Die Konjugatimpfstoffe enthalten als Proteinträger Protein D von Haemophilus influenzae oder Tetanustoxoid oder Diphtherietoxoid bzw. atoxisches Diphtherietoxin einer atypischen Mutante von Corynebacterium diphtheriae). Zusätzlich sind die immunogenen Komponenten an Aluminiumhydroxid adsorbiert.

Lagerung und Haltbarkeit: Kühlkette beachten; Haltbarkeitsdatum beachten.

Handelsnamen/Hersteller: Pneumovax 23 (Sanofi Pasteur MSD); Prevenar (Pfizer Pharma); Synflorix (GlaxoSchmithKline).

Applikationen: Bei Kindern: den Konjugatimpfstoff dreimal i.m. im Abstand von je 4 Wochen (im 2., 3. und 4. Lebensmonat) sowie 4. Dosis innerhalb des 2. Lebensjahres verabreichen; spätere Auffrischimpfungen bzw. Indikationsimpfungen sind möglich. Bei älteren Kleinkindern (7–11 Monate) werden Konjugatimpfstoffe nur zweimal im Abstand von 4 Wochen verabreicht, gefolgt von einer dritten Injektion später im zweiten Lebensjahr. Bislang ungeimpfte Kinder und Jugendliche erhalten eine Einzeldosis. Bei Erwachsenen und Immunsupprimierten: 13-valenter Konjugatimpfstoff (Prevenar13) als i.m. Impfung; Auffrischimpfungen bzw. Indikationsimpfungen sind möglich.
23-valenter Polysaccharidimpfstoff (Pneumovax): s.c. oder i.m.; Auffrischimpfung bei Risikopatienten mit Polysaccharidimpfstoff nach 5 Jahren nicht generell empfohlen (hyporesponsiveness).

Indikationen: Der Polysaccharidimpfstoff (Pneumovax) ist für Kinder erst ab einem Alter von 2 Jahren zugelassen. Immunsupprimierte Patienten, Splenektomierte und Erwachsene über 60 Jahre können ebenfalls damit geimpft werden. Möglichst alle Kinder sollten bis zum Alter von 2 Jahren mit Konjugatimpfstoff vor schweren Pneumokokkenerkrankungen geschützt sein. Prevenar 13 ist als einziger Pneumokokkenimpfstoff ohne Altersbeschränkung für Kinder (ab 6 Wochen) und Erwachsene (speziell bei Personen > 60 Jahre, bei Sichelzellanämie, Krankheiten der blutbildenden Organe, HIV-Infektion, Hypogammaglobulinämie, Komplement- und Properdindefekte sowie mit chronischen Krankheiten, z.B. Herz-, Kreislaufkrankheiten, Lungen- und Nierenerkrankungen, Diabetes und anderen Stoffwechselkrankheiten) zugelassen. Im Ausland (USA, Frankreich), wo es hohe Resistenzraten gegen Penicillin gibt, kommt der Impfung ein noch höherer Stellenwert zu.

Kontraindikationen: keine wesentlichen; nicht während einer akuten Erkrankung; in der Schwangerschaft sollte die Indikation streng gestellt werden.

Nebenwirkungen: gut verträglich; bei wiederholter Impfung ggf. verstärkte lokale Entzündungsreaktion.

Wirkung: Der reine Polysaccharidimpfstoff induziert bei älteren Kindern und Erwachsenen nur eine reine B-Zell-Immunität, d.h., es entstehen hauptsächlich neutralisierende Antikörper der Klasse IgM, die nur vor einer septischen Ausbreitung der Pneumokokken schützen, aber ein immunologisches memory wird nicht geprägt (im Gegenteil es entsteht sogar eine hyporesponsiveness gegenüber einer Zweitgabe).

Der Konjugatimpfstoff induziert auch schon bei Kleinkindern eine T-Zell vermittelte Immunität, wobei Antikörper der Klassen IgM, IgG und IgA entstehen, so dass sich sogar eine lokale Immunität auf den Schleimhäuten des Respirationstraktes entwickelt, welche schon die Kolonisierung unterdrücken und vor Infektion des Respirationstraktes schützen kann.

Die Immunität hält ca. 5 Jahre an. Da der Polysaccharidimpfstoff kein immunologisches memory prägt, kommt es eben auch nicht zu einer Boosterreaktion bei Zweitgabe. Konjugatimpfstoffe sind zur Auffrischung geeignet, wobei Prevenar 13 dafür auch bei Erwachsenen zugelassen ist.

Wirksamkeitskontrolle: routinemäßig nicht erforderlich.

Besonderheiten: Man sollte eine Impfserie mit möglichst der gleichen Impfstoffpräparation durchführen. Eine ausreichende Auffrischung von Diphtherie- bzw. Tetanusantikörpern erfolgt bei einer Gabe von Konjugatimpfstoff nicht!

4.2.13 Haemophilus influenzae

Erreger: Die meisten Stämme von Haemophilus influenzae sind wenig pathogen. Eine Polysaccharidkapsel des Serovars b ist ein starker Virulenzfaktor und schützt den Keim vor der Phagozytose.

Immunität: Antikörper gegen das Kapselpolysaccharid b opsonisieren das Bakterium.

Epidemiologie: Praktisch jeder Mensch ist im Respirationstrakt mit dem gramnegativen Stäbchenbakterium Haemophilus influenzae kolonisiert; die Präsenz von Stämmen mit Kapselpolysaccharid b ist selten. Vor allem Kinder im Alter von 6 Monaten bis 4 Jahre sind anfällig.

Klinik: Eine akute Epiglottitis kann lebensbedrohlich sein! Die eitrige Haemophilus-Meningitis hat bei Kleinkindern eine hohe Letalität; außerdem drohen durch entzündliche Veränderungen lang anhaltende neuropsychologische Sequelae, speziell starke Kopfschmerzen. Bei Splenektomierten droht eine fulminante Sepsis.

Therapie: Penicillin ist unwirksam; Ampicillin ist (in Deutschland) fast immer wirksam; Cephalosporine der dritten Generation sowie Chinolone sind gut wirksam. Makrolide sind nur bedingt tauglich.

Impfstoff: Gereinigtes Kapselpolysaccharid (Hib) konjugiert an Tetanustoxoid.

Zusatzstoffe: Tetanustoxoid (und andere Stoffe von den Kombinationsimpfstoffen: Formaldehyd, Aluminiumhydroxid).

Lagerung und Haltbarkeit: nicht Einfrieren; Kühlkette beachten.

Handelsnamen/Hersteller: Einzelimpfstoffe: Act-HIB (Sanofi Pasteur MSD); Hiberix (GlaxoSmithKline) sind zugelassen, aber nicht im Handel (über internationale Apotheke erhältlich). Mehrfachimpfstoffe: Infanrix hexa (GlaxoSmith-Kline); Infanrix-IPV+Hib (Glaxo-SmithKline), Pentavac (Sanofi Pasteur MSD).

Applikationen: tief i.m., nicht intravasal oder intradermal; ggf. an einer anderen Körperstelle, wenn andere Impfstoffe gleichzeitig appliziert werden.

Indikationen: Grundimmunisierung ab dem zweiten Lebensmonat 3 x 1 Dosis im Abstand von jeweils 4 Wochen. Nach 1 Jahr eine Auffrischung. Ab einem Alter von 5 Jahren ist die Impfung nur noch in Ausnahmefällen nötig, z.B. vor bzw. nach Splenektomie (Grundimmunisierung möglichst vor oder ggf. beginnend 6 Wochen danach).

Kontraindikationen: Enzephalopathie; akute Infektion, Überempfindlichkeit gegen den Impfstoff.

Nebenwirkungen: lokale Irritation; psychische Reaktionen (Schlafstörungen,

Nervosität)

Wirkung: Produktion von opsonisierenden Antikörpern.

Wirksamkeitskontrolle: ist prinzipiell möglich, aber nicht routinemäßig notwendig.

Besonderheiten: nur in Kombination; keine Auffrischung gegen Tetanus; seit Einführung der Impfung ist die Haemophilus-Meningitis praktisch verschwunden.

4.2.14 Keuchhusten

Erreger: Bordetella pertussis, ein gramnegatives Stäbchenbakterium, das mehrere Pathogenitätsfaktoren produziert, z.B. **Pertussistoxin** (Pertussigen, lymphocytosis promoting factor), das sowohl lokal bei der Bindung der Bakterien an die Schleimhaut des Respirationstrakts als auch systemisch durch Zellschädigung und durch Induktion einer Lymphozytose an dem Krankheitsverlauf beteiligt ist; **filamentöses Hämagglutinin und Pertactin**, die jeweils die Adhäsion der Bakterien an die zilienbewehrten Epithelzellen des Respirationstrakts vermitteln; **Fimbrien**, die als Adhäsionsfaktoren an die Schleimhaut eine Rolle spielen.

Immunität: Wenn ein Neugeborenes keine mütterlichen Antikörper gegen Pertussis besitzt, ist es gefährdet. Eine durchgemachte Erkrankung hinterlässt einen Schutz, der allerdings im Lauf von Jahren nachlässt, so dass Erwachsene bei Exposition wieder einen manifesten Keuchhusten erleiden, evtl. in einer milderen, atypischen Form.

Epidemiologie: weltweite Verbreitung, vor allem in Ländern der Dritten Welt. Hohe Kontagiosität, besonders während der Anfangsphase der Erkrankung für ca. 4 Wochen.

Klinik: Bei einem nichtimmunen Menschen binden die Bakterien nach Inhalation an die Oberfläche des respiratorischen Epithels; eine Invasion findet nicht statt. Sezernierte Toxine, die in den Kreislauf gelangen, induzieren dann die typischen Symptome, nämlich anfallsweisen Husten, der mit einer tiefen Inspiration beginnt und dann stakkatoartig abläuft. Die Anfälle können manchmal so schwer sein, dass eine Zyanose entsteht, die zu diversen hypoxischen Schäden des ZNS führen und irreversible Schäden zur Folge haben können (Enzephalopathie). Auch die Lunge kann durch Rupturen von Schleimhäuten, Alveolen, Pneumothorax oder Aspirationspneumonie geschädigt werden. Bei Kleinkindern liegt die Sterblichkeit bei ca. 2%.

Therapie: Eine antibiotische Therapie mit Makroliden ist nur in der Anfangsphase, in der noch Bakterien auf der Schleimhaut nachzuweisen sind und der Patient infektiös ist, angebracht. In der Phase der Hustenanfälle ist diese Therapie bereits nicht mehr wirksam. Alternativ wären auch Cotrimoxazol oder Tetrazyklin (> 8 Jahre) möglich.

Impfstoff: Heute werden keine partikulären Impfstoffe mehr angeboten, die bakterielles Endotoxin enthalten. Stattdessen werden mehrere gereinigte, inaktivierte Partialantigene, die gut immunogen sind, als Mischimpfstoff verwendet. Die Komposition ist von Hersteller zu Hersteller unterschiedlich.

Zusatzstoffe: Aluminiumhydroxid als immunologisches Adjuvans, andere Immunogene; ggf. in Spuren diverse Antibiotika.

Lagerung und Haltbarkeit: Kühlkette beachten; Haltbarkeitsdatum beachten.

Handelsnamen/Hersteller: Repevax (Sanofi Pasteur MSD); Pentavac (Sanofi Pasteur MSD); Infanrix (GlaxoSmithKline); Infanrix hexa (GlaxoSmithKline); Infanrix-IPV+Hib (GlaxoSmithKline); Boostrix (GlaxoSmithKline); Boostrix Polio (GlaxoSmithKline); COVAXIS (Sanofi Pasteur MSD).

Applikationen: i.m.

Indikationen: Alle Säuglinge (nach Beendigung des zweiten Lebensmonats) und ggf. auch noch Kleinkinder sollten geimpft werden, um schwere klinische Verläufe zu verhindern. 4 Injektionen zunächst im Abstand von je 4 Wochen und die letzte nach 1 Jahr begründen eine Grundimmunisierung. Im Alter von 5-6 Jahren und noch einmal im Alter von 9-17 Jahren sollten Auffrischimpfungen erfolgen. Liegt die letzte Impfung > 5 Jahre zurück, sollte bei Kontakt eine Auffrischimpfung erfolgen. Da die Impfung im Kindesalter allmählich an Wirkung verliert, kommt es bei Erwachsenen wieder zu einer Infektanfälligkeit, so dass auch dann ggf. bei Kontakt geimpft werden sollte.
Speziell vor der Geburt eines Kindes und bei Frauen mit Kinderwunsch sollte geprüft werden, ob die Schwangere selbst und die zukünftigen Kontaktpersonen des Säuglings geimpft sind. Eine Impfung von Kontaktpersonen zu Erkrankten (inklusive Kinder, bei denen die Impfung > 5 Jahre zurückliegt) im Haushalt und vor allem in Gemeinschaftseinrichtungen ist bei gehäuft auftretenden Fällen von Pertussis indiziert.

Kontraindikationen: Personen mit einer akuten Erkrankung; allergische Reaktionen auf frühere Gabe des Impfstoffs.

Nebenwirkungen: Während der frühere Impfstoff, der aus inaktivierten, ganzen Bakterien (partikulärer Impfstoff) bestand, wegen seiner toxischen Komponenten, z.B. dem bakteriellen Endotoxin, in vielen Fällen schwere Komplikationen verursachte, sind die neuen azellulären Impfstoffe, die immunogene, aber inaktivierte Komponenten der Bakterien enthalten, gut verträglich. Da die Antigene an Aluminiumhydroxid adsorbiert sind, muss mit lokalen entzündlichen Reaktionen an der Injektionsstelle gerechnet werden, v.a. wenn der Impfstoff subkutan und nicht wie empfohlen i.m. appliziert wird.

Wirkung: Man nimmt an, dass ein kritischer Serumspiegel an Antikörpern der Klasse IgG gegen bakterielle Antigene ausreicht, um den Schutz zu vermitteln. Während derzeit in den Impfstoffen noch mehrere Komponenten enthalten sind, wird in Schweden und Dänemark ein monovalenter Impfstoff, der nur das Pertussistoxoid beinhaltet, mit gleichem Erfolg eingesetzt. Der Schutz lässt allerdings im Lauf mehrerer Jahre nach.

Wirksamkeitskontrolle: routinemäßig nicht notwendig; eine Überprüfung der Antikörpertiter im Serum, die eine Beurteilung des Impfschutzes erlaubt, ist möglich; dagegen ist die Bestimmung etwaiger Antikörper auf der Schleimhaut nicht möglich.

Besonderheiten: Derzeit wird der Keuchhustenimpfstoff nur in Kombination mit mehreren anderen Totimpfstoffen angeboten.

4.2.15 Cholera

Erreger: Die pathogenen Stämme von Vibrio cholerae gehören zu den Serogruppen O1 (Serotypen Inaba und Ogawa) und O139.

Immunität: Partiellen Schutz verleiht eine lokale Immunität der Darmschleimhaut.

Epidemiologie: In warmen Gegenden mit schlechter Hygiene können sich die Bakterien über Trinkwasser verbreiten. Die beste Prävention besteht darin, nur Trinkwasser aus der Flasche zu verwenden oder die Trinkwasserversorgung zu sanieren.

Klinik: Die Bakterien vermehren sich im Dünndarm rasant und bilden ein Toxin, das mit seiner Untereinheit B an GM1-Gangliosid-Rezeptoren der Darmschleimhautzellen bindet; die Epithelzellen werden durch die eigentlich toxische Untereinheit A zur Hypersekretion von Flüssigkeit gezwungen. Das führende Symptom ist also der massive enterale Wasserverlust; die Stühle sind nicht mehr gefärbt und geformt, sondern durch Protein weißlich und wässrig. Das Volumen ist beträchtlich: bis zu 17 Liter pro Tag.
Der Patient erleidet somit schnell eine Austrocknung und einen Elektrolytverlust. Eine Destruktion der Darmschleimhaut oder sogar eine Invasion findet nicht statt.

Therapie: Eine Antibiotikatherapie kann den Nachschub an Toxin unterbinden; primär wichtig ist der Ausgleich des Wasserverlusts entweder durch Infusionen oder durch eine orale Rehydratation mit einer glucosehaltigen Trinklösung.

Impfstoff: verschiedene hitze- bzw. formalininaktivierte Bakterien von V. cholerae O1. Diesem partikulären Impfstoff wird noch zusätzlich gereinigtes, rekombinant herge-stelltes Choleratoxin (Untereinheit B) (CTB) hinzugefügt.

Zusatzstoffe: Puffer, Brausegranulat, Zitronensäure, Himbeeraroma.

Lagerung und Haltbarkeit: Haltbarkeitsdatum beachten.

Handelsname/Hersteller: Dukoral (Novartis Behring).

Applikationen: jeweils 1 Stunde vor- und nachher keine Nahrung einnehmen.

Indikationen: Da die Cholera bei Touristen sehr selten vorkommt, werden hauptsächlich solche Personen (Erwachsene und Kinder > 2 Jahre) von dieser Impfung profitieren, die in den Ländern der Dritten Welt evtl. sehr schlechten hygienischen Verhältnissen ausgesetzt sind.

Kontraindikationen: Kinder < 2 Jahre; nicht bei akuten Darmerkrankungen.

Nebenwirkungen: gastrointestinale Störungen möglich; selten systemische Reaktionen.

Wirkung: lokale, humorale Immunität der Darmschleimhaut.

Wirksamkeitskontrolle: routinemäßig nicht möglich.

Besonderheiten: keine Abstände zu einer Gelbfieberimpfung notwendig.

4.2.16 Typhus

Erreger: Die Gattung Salmonella enthält nur eine Spezies, nämlich S. enterica, die jedoch viele verschiedene Serovarietäten enthält, darunter auch S. enterica Typhi, die den eigentlichen Typhus erzeugt. In Europa ist dieser Erreger sehr selten geworden; meistens wird er von Reisenden importiert.

Immunität: überwiegend zellulär; eine belastbare Immunität entsteht durch eine durchgemachte Erkrankung nicht.

Epidemiologie: Bakterien werden direkt von Mensch zu Mensch durch fäkal-orale Schmierinfektion übertragen; manchmal aber auch über ein intermediäres Vehikel wie etwa Trinkwasser oder Lebensmittel.

Klinik: Zunächst vermehren sich die Bakterien in der Dünndarmwand. Sie überwinden die regionalen, enteralen Lymphknoten und gelangen über die Blutbahn ins reticulo-endotheliale System (RES), nämlich Milz, Leber und Knochenmark, wo sie sich stark vermehren. Dies geht typischerweise mit hohem Fieber (Kontinua), relativer Bradykardie, Hypotonie, Leukopenie (Eosinopenie) und mit Benommenheit einher.
Erst in der dritten Krankheitswoche kommt es dann zu erbsenbreiigen Durchfällen. Unbehandelt kann diese Erkrankung tödlich verlaufen. Es kann auch durch eine einsetzende Immunreaktion in den Peyerschen Plaques eine Dünndarmperforation erfolgen. Nicht selten kommt es zu einem Relaps oder zu einer Osteomyelitis oder evtl. auch zu einem Dauerausscheidertum.

Therapie: Chinolone sind hervorragend geeignet, um die intrazelluläre Vermehrung der Bakterien in den Zellen des RES zu stoppen.

Impfstoff: Vi-Kapselantigen (ein Polysaccharid) von Salmonella enterica Typhi.

Zusatzstoffe: Phenol und Spuren von Formaldehyd.

Lagerung und Haltbarkeit: Haltbarkeitsdatum beachten.

Handelsnamen/Hersteller: Typhim Vi (Sanofi Pasteur MSD), Typherix (GlaxoSmithKline); in Kombination mit anderen Impfstoffen: Hepatyrix (GlaxoSmithKline); Viatim (Sanofi Pasteur MSD).

Applikationen: 1 Injektion i.m. oder tief s.c., ggf. eine Auffrischung nach 3 Jahren.

Indikationen: Bei möglichem Kontakt mit Typhuspatienten, z.B. bei Familienangehörigen oder medizinischem Personal, das in endemischen Gebieten eingesetzt werden soll. Touristen in Ländern der Dritten Welt haben ein recht geringes Risiko, an Typhus zu erkranken. Außerdem existieren gut wirksame Antibiotika gegen diese Infektion.

Kontraindikationen: Alter < 2 Jahre.

Nebenwirkungen: häufig lokale Rötung, gelegentlich von Fieber begleitet.

Wirkung: über humorale Antikörper, die jedoch nicht mit Sicherheit protektiv sind, da eine zellvermittelte Immunität erforderlich wäre. Durch einen Totimpfstoff wird sie aber nicht induziert.

Wirksamkeitskontrolle: routinemäßig nicht möglich.

Besonderheiten: wird auch in Kombination mit inaktivierten Hepatitis-A-Viren angeboten.

4.3 Lebendimpfungen

4.3.1 Influenza

Erreger: → S. 21

Immunität: → S. 21

Epidemiologie: → S. 21

Klinik: → S. 21

Therapie: → S. 21

Impfstoff: wird als Nasenspray geliefert; enthält lebende, attenuierte Viren von Influenza A (H1N1; H3N2; und zwar die saisonalen Antigenvarianten) und B. Die Viren wurden gentechnisch verändert, in Verozellen angezüchtet und dann im Hühnerei vermehrt. Die Impfviren sind genetisch stabile Mutanten, die kälteadaptiert und temperatursensitiv sind. Sie können sich gut bei Zimmertemperatur (also in der Nasenschleimhaut), aber nicht bei 37°C vermehren, so dass keine Gefahr einer systemischen Infektion besteht.

Zusatzstoffe: Ovalbumin, Gentamicin, Gelatine, Saccharose, Glutamat

Lagerung und Haltbarkeit: im Kühlschrank lagern (nicht in der Kühlschranktür). Nicht einfrieren. Vor Licht schützen. Haltbar 18 Wochen.

Handelsnamen/Hersteller: Fluenz (AstraZeneca)

Applikation: intranasal; dafür werden jeweils 0,1 ml vom Impfstoff mittels eines speziellen Applikators in jedes Nasenloch gegeben.

Indikationen: jährlich bei Personen ab einem Lebensalter von 24 Monaten bis zum vollendeten 18. Lebensjahr. (Personen > 18 Jahre sind im Prinzip auch zu impfen; aktuell fehlt aber noch eine Zulassung dafür).

Kontraindikationen: Immundefekte (akute und chronische Leukämie; Lymphom; symptomatische HIV-Infektion; zelluläre Immundefekte; Therapie mit Immunsuppressiva), schweres Asthma; nicht bei Kindern < 24 Monate; darf nicht injiziert werden.

Nebenwirkungen: Am häufigsten wird eine Verstopfung der Nase bzw. eine Rhinorrhoe beobachtet. Außerdem können Unwohlsein, Pyrexie, Kopfschmerzen und Myalgie auftreten.

Wirkung: Die Impfviren vermehren sich lokal in der Nasenschleimhaut und induzieren eine starke zellvermittelte und humorale Immunität. Die Bildung von IgA führt zu einer lokalen Immunität der Schleimhäute, so dass auch schon eine Kolonisierung unterbunden werden kann.

Wirksamkeitskontrolle: nicht erforderlich

Besonderheiten: Die Impflinge bzw. die Eltern sollen informiert werden, dass der Impfstoff zwar attenuierte, aber lebende Viren enthält und daher in den ersten 1–2 Wochen nach der Impfung Virus ausgeschieden wird (2–3 Tage nach der Impfung ist die Impfvirus-Konzentration maximal) und so die Gefahr einer Virus-Übertragung auf immungeschwächte Personen besteht. Die Impflinge sollten daher engen Kontakt zu stark immungeschwächten Personen möglichst vermeiden.

4.3.2 Masern

Erreger: Das Masernvirus (Morbillivirus) gehört zur Gruppe der Paramyxoviren; es besitzt eine Hülle aus Lipiden, die von der Membran der Zellen des menschlichen Wirtes bzw. der Hühnerzelle stammen. Darin sind virale Proteine eingewebt, die eine antigene Wirkung entfalten.

Immunität: Antikörper gegen das virale Hämagglutinin wirken neutralisierend; daneben auch zelluläre Reaktionen.

Epidemiologie: Die Infektion wird hauptsächlich aerogen von Mensch zu Mensch übertragen; das Virus penetriert die Epithelzellen der Schleimhaut des Respirationstrakts.

Klinik: Nach einer Inkubationszeit von ca. 2 Wochen tritt ein katarrhalischer Infekt auf (Fieber; Rhinitis; Pharyngitis, Koplik`sche Flecken; Konjunktivitis). Das Masernvirus ist typischerweise stark lymphotrop, d.h., es kommt zu einer Funktionseinschränkung der Lymphozyten und zu einer Lymphopenie, was mit einer lang anhaltenden Immunschwäche einhergeht. Eine Virämie führt zu einem Befall diverser innerer Organe, vor allem der Haut (typisches, morbilliformes Exanthem; die Einzeleffloreszenz ist stecknadelspitzengroß, aber es besteht eine Neigung zur Konfluenz einzelner Einzeleffloreszenzen), der Lunge, des Mittelohrs und des ZNS. Gefürchtet ist die meist tödlich verlaufende SSPE, die erst viele Jahre später als Rezidiv auftritt.

Therapie: Eine kausale Therapie ist nicht möglich.

Impfstoff: stark attenuierte Lebendviren (lyophilisiert), gezüchtet in Hühnerembryofibroblasten.

Zusatzstoffe: Dextran, Phenolphthalein, Neomycin, Kälberserum, Humanalbumin u.a.m.

Lagerung und Haltbarkeit: Kühlkette beachten; Haltbarkeitsdatum beachten; nach Ablauf des Verfallsdatums nicht mehr anwenden; resuspendierte Vaccine vor Licht schützen; innerhalb von 8 Stunden verbrauchen.

Handelsnamen/Hersteller: Masern-Impfstoff Mérieux (Sanofi Pasteur MSD); ggf. in Kombination: MMRTriplovax (Sanofi Pasteur MSD); Priorix (GlaxoSmithKline); Priorix-Tetra (Glaxo Smith Kline).

Applikationen: s.c. oder i.m.

Indikationen: Kinder in der Regel im Alter von 11-14 Monaten (nicht früher, weil mütterliche Antikörper die Impfviren neutralisieren könnten); vor Aufenthalten in tropischen Ländern; zur Sicherheit sollte eine zweite Impfung erfolgen (jederzeit, sogar schon ab 4 Wochen nach der ersten Injektion); ggf. auch Erwachsene: eine Altersbeschränkung gibt es nicht.

Kontraindikationen: Bei angeborener oder erworbener (iatrogener) Abwehrschwäche droht eine Erkrankung; Schwangerschaft (eine versehentliche Impfung in der Schwangerschaft ist aber keine Begründung für eine Interruptio!).

Nebenwirkungen: lokale Irritation an der Injektionsstelle möglich; Fieber, das vor allem bei Krampfneigung therapeutisch bekämpft werden sollte; evtl. Lymphknotenschwellungen; evtl. Otitis media; selten masernähnliches Exanthem; Arthralgien 2–4 Wochen später, bedingt durch die Rötelnkomponente, sind möglich.

Wirkung: zellvermittelte und humorale Immunität; zuverlässig protektiv, lang anhaltend.

Wirksamkeitskontrolle: möglich durch Antikörpertiterbestimmung; eine generelle Kontrolle ist nicht nötig.

Besonderheiten: zumeist in Kombination mit Mumps und Röteln (MMR). Eine Ausrottung der Wildviren durch weltweite, umfassende Impfkampagnen erscheint möglich, da die genetische Variabilität der Viren gering ist.

4.3.3 Mumps

Erreger: Das Mumpsvirus gehört zur Gruppe der Paramyxoviren. Es besitzt eine Hülle mit Lipiden, die von der Membran der Zellen des menschlichen Wirts bzw. der Hühnerzelle stammen. Darin sind virale Proteine eingewebt, die eine antigene Wirkung entfalten. Besonders wichtig ist das small hydrophobic protein. Es gibt 13 verschiedene Genotypen (A-M).

Immunität: humoral und zellulär.

Epidemiologie: Die Infektion wird hauptsächlich aerogen durch Tröpfchen von Mensch zu Mensch übertragen, seltener durch Schmierinfektion, z.B. mittels infizierter Muttermilch. Die initiale Vermehrung findet in den Epithelien der Schleimhäute statt. Von dort aus kommt es zu einer Streuung in die Lymphknoten und evtl. sogar in die Blutbahn; nachfolgend werden diverse innere Organe infiziert.

Klinik: Die Krankheitsfolgen nach einer Inkubationszeit von ca. 12-26 Tagen sind vielfältig. Auffällig ist meist der Befall von Parotis und Testes. Oft entsteht eine passagere Meningitis. Aber in 30% der Fälle verläuft die Infektion inapparent.

Therapie: Eine kausale Therapie ist nicht möglich.

Impfstoff: Die Impfviren gezüchtet in Hühnerembryofibroblasten sind so stark attenuiert, dass sie von einem gesunden Menschen gut vertragen werden und nur eine leichte Infektion erzeugen.

Zusatzstoffe: Dextran, Phenolphthalein, Neomycin, Kälberserum, Humanalbumin u.a.m.

Lagerung und Haltbarkeit: Kühlkette beachten; Haltbarkeitsdatum beachten.

Handelsnamen/Hersteller: MMRTriplovax (Sanofi Pasteur MSD), Priorix (GlaxoSmithKline), Priorix-Tetra (GlaxoSmithKline).

Applikationen: s.c. oder i.m.

Indikationen: Kinder in der Regel im Alter von 11-14 Monaten (nicht früher, weil mütterliche Antikörper die Impfviren neutralisieren könnten); zur Sicherheit sollte eine zweite Impfung erfolgen (jederzeit, sogar schon ab 4 Wochen nach der ersten Injektion). Auch im Erwachsenenalter ist die Impfung jederzeit nachzuholen.

Kontraindikationen: Bei angeborener oder erworbener (iatrogener) Abwehrschwäche droht eine Erkrankung; wegen der Masernkomponente sollte auch eine Schwangerschaft ausgeschlossen sein (eine versehentliche Impfung in der Schwangerschaft ist aber keine Begründung für eine Interruptio!).

Nebenwirkungen: lokale Irritation an der Injektionsstelle möglich. Wegen der Masernkomponente kann Fieber auftreten, das vor allem bei Krampfneigung therapeutisch bekämpft werden sollte; evtl. Lymphknotenschwellungen; evtl. Otitis media; selten masernähnliches Exanthem; Arthralgien 2-4 Wochen später, bedingt durch die Rötelnkomponente, sind möglich.

Wirkung: Die leichte Infektion erzeugt eine lang anhaltende, belastbare Immunität in 80-100% der Fälle. Bei einer Nichtübereinstimmung des Serotyps des Wildvirus mit dem Serotyp des Impfstamms kann es zu Durchbruchinfektionen kommen.

Wirksamkeitskontrolle: möglich durch Antikörpertiterbestimmung; eine generelle Kontrolle ist nicht nötig.

Besonderheiten: Derzeit steht der Impfstoff nur in Kombination mit Masern und Röteln (MMR) zur Verfügung. Vereinzelt kommt es zu Impfdurchbrüchen.

4.3.4 Röteln

Erreger: Das Rötelnvirus (Rubellavirus/Rubivirus) gehört in die Gruppe der Togaviren; es enthält eine Hülle mit Lipiden, die von der Membran der menschlichen Zellen stammen. Darin sind virale Proteine, z.B. das Hämagglutinin, eingewebt, die eine antigene Wirkung entfalten.

Immunität: überwiegend humoral.

Epidemiologie: Die Übertragung erfolgt aerogen (Tröpfcheninfektion) von Mensch zu Mensch; die initiale Replikation findet im Respirationsepithel statt und breitet sich dann auf die Lymphknoten aus.

Klinik: Bei einer nachfolgenden virämischen Ausbreitung kann auch die Haut infiziert werden (Exanthem: die Einzeleffloreszenz ist stecknadelkopfgroß). Die Ansteckungsfähigkeit beginnt also schon 1 Woche vor dem Exanthem! Da die Empfänger im Allgemeinen wenig anfällig sind, gibt es hier meistens nur blande Verläufe. Während der Phase der Virämie kann bei Schwangerschaft auch die Plazenta überquert werden, wodurch der Fetus infiziert werden kann. In der Frühschwangerschaft können durch virale Infektionen von Organanlagen schwere Fehlbildungen (Gregg-Syndrom: Taubheit, Blindheit, Herzfehler) auftreten.

Therapie: Eine kausale Therapie ist nicht möglich.

Impfstoff: Die Impfviren werden in humanen Zellen gezüchtet. Sie sind so stark attenuiert, dass sie von einem gesunden Menschen gut vertragen werden.

Zusatzstoffe: Dextran, Phenolphthalein, Neomycin, Kälberserum, Humanalbumin u.a.m.

Lagerung und Haltbarkeit: Kühlkette beachten; Haltbarkeitsdatum beachten.

Handelsnamen/Hersteller: Röteln-Impfstoff HDC Mérieux (Sanofi Pasteur MSD); in Kombination MMRTriplovax (Sanofi Pasteur MSD), M-M-RVax (Chiron Vaccines Behring); Priorix (GlaxoSmithKline), Piorix-Tetra (GlaxoSmithKline).

Applikationen: s.c. oder i.m.

Indikationen: Kinder in der Regel im Alter von 11-14 Monaten (nicht früher, weil mütterliche Antikörper die Impfviren neutralisieren könnten); zur Sicherheit sollte eine zweite Impfung erfolgen (jederzeit, sogar schon ab 4 Wochen nach der ersten Injektion).
Auch im Erwachsenenalter ist die Impfung jederzeit nachzuholen. Selbst bei einer Schwangeren wird durch dieses Impfvirus keine intrauterine Infektion ausgelöst.

Kontraindikationen: Bei angeborener oder erworbener (iatrogener) Abwehrschwäche droht eine Erkrankung; wegen der Masernkomponente sollte auch eine Schwangerschaft ausgeschlossen sein (eine versehentliche Impfung in der Schwangerschaft ist aber keine Begründung für eine Interruptio!).

Nebenwirkungen: lokale Irritation an der Injektionsstelle möglich. Wegen der Masernkomponente kann Fieber auftreten, das vor allem bei Krampfneigung therapeutisch bekämpft werden sollte; evtl. Lymphknotenschwellungen; evtl. Otitis media; selten masernähnliches Exanthem; Arthralgien 2-4 Wochen später sind möglich.

Wirkung: Die leichte Infektion erzeugt eine lang anhaltende, belastbare Immunität. Die Antikörper schützen auf alle Fälle vor einer virämischen Ausbreitung.

Wirksamkeitskontrolle: möglich durch Antikörpertiterbestimmung; eine generelle Kontrolle ist nicht notwendig; bei Schwangerschaft sollten die Serumantikörpertiter, z.B. mit dem Hämagglutinationshemmtest (HAHT), bestimmt werden.

Besonderheiten: oft in Kombination mit Mumps und Röteln (MMR); regelhaft sollte immer eine Kombinationsimpfung durchgeführt werden oder Impfungen gegen einzelne Erreger schon durchgeführt wurden, bzw. wenn einzelne Krankheiten schon auftraten.

4.3.5 Rotaviren

Erreger: Die Rotaviren bilden mit den Reoviren zusammen eine Gruppe von nackten, d.h. unbehüllten Viren. Daraus folgt, dass sie ziemlich umweltstabil und auch gegen diverse Desinfektionsmittel resistent sind, z.B. gegen 70-80%iges Ethanol und Propanol, die zur üblichen Händedesinfektion verwendet werden. Humanpathogene Rotaviren gibt es in mehreren Spezies. Außerdem kann es innerhalb einer Spezies aufgrund eines genetischen Reassortments zu Antigenvariationen kommen.

Immunität: überwiegend humoral (IgA und IgG), aber vermutlich auch zellulär.

Epidemiologie: Die Übertragung erfolgt von Mensch zu Mensch durch Schmierinfektionen. Ein Erkrankter scheidet über 10-14 Tage große Virusmengen mit dem Kot aus (109-1.012 Viruspartikel/g Stuhl); hohe Kontagiosität (Infektionsdosis 10-100 Viruspartikel), so dass vor allem in Krankenhäusern und Heimen die Infektion, meistens in den Wintermonaten, epidemieartig auftreten kann (Meldepflicht!).

Klinik: Das Virus vermehrt sich in den Epithelzellen der Spitzen der Villi des Dünndarms, die dadurch zerstört werden. In der Folge kommt es zu einer Resorptionsstörung, die sich als Gastroenteritis mit Durchfall manifestiert. Betroffen sind meistens Kleinkinder, denn bis zum Alter von 3 Jahren besitzen schon 90% der Kinder protektive Serumantikörper. Da aber mehrere Antigenvarianten auftreten, kann es durchaus mehrfach zu einer Rotavirusinfektion kommen. Im hohen Alter kann die Immunität gelegentlich nachlassen, so dass eine Erkrankung erneut ausbrechen kann. Auch wenn eine Durchfallerkrankung durch Rotaviren in der Regel nicht lebensbedrohlich ist, kann sie doch gerade bei Säuglingen und Kleinkindern einen äußerst belastenden und schweren Verlauf nehmen. Nicht selten ist eine stationäre Behandlung mit Infusionen in der Klinik notwendig. Je jünger die Kinder sind, desto schwerer verläuft die Erkrankung, die meistens mit Fieber, Bauchschmerzen, Erbrechen und Durchfall einhergeht und bis zu 7 Tage anhalten kann.

Therapie: Eine kausale Therapie ist nicht möglich.

Impfstoff: Es gibt 2 unterschiedliche Schluck-Impfstoffe gegen Rotaviren: Der monovalente Impfstoff, der humanpathogenen Ursprungs ist, wird zweimal im Abstand von mindestens 4 Wochen verabreicht.
Ein pentavalenter Impfstoff, der aus human-bovinem Reassortment entstanden ist, sollte dreimal im jeweiligen Abstand von mindestens 4 Wochen gegeben werden. Bis zu einem Alter von 2 Jahren sollte die Impfung abgeschlossen sein.

Zusatzstoffe: Zellkulturmedium.

Lagerung und Haltbarkeit: Kühlkette beachten; Haltbarkeitsdatum beachten.

Handelsnamen/Hersteller: Rotarix (GlaxoSmithKline): monovalent; RotaTeq (Sanofi Pasteur MSD): pentavalent.

Applikationen: oral.

Indikationen: Ab einem Alter von 6 Wochen kann die Schluckimpfung gegen Rotaviren gegeben werden. Die erste Rotavirus-Impfung sollte vor dem Alter von 12 Wochen verabreicht, die zweite bzw. dritte Impfung muss bis zum Alter von 24 bzw. 32 Wochen verabreicht werden.

Kontraindikationen: Bei chronisch kranken Säuglingen muss im Einzelfall entschieden werden, ob die Schluckimpfung gegen Rotaviren sinnvoll ist. Dies gilt auch für Frühgeborene.

Nebenwirkungen: Die Verträglichkeit der Schluckimpfung gegen Rotaviren ist ausgezeichnet.

Wirkung: Die Zuverlässigkeit der Impfung ist gut. Schwere Fälle von Gastroenteritis werden verhindert.

Wirksamkeitskontrolle: ist nicht möglich.

Besonderheiten: Vorsicht ist geboten, wenn eine enge Kontaktperson des Impflings an einer Immunschwäche, z.B. durch eine Tumorerkrankung, leidet oder eine immunsuppressive Behandlung erhält. Bewährt hat sich die gleichzeitige Gabe von Schluck-, Sechsfach- und ggf. Pneumokokken-Impfungen.

4.3.6 Varizella

Erreger: Das Varizellavirus gehört zur Herpesgruppe (humanes Herpes-Virus-3, HHV3).

Immunität: humoral und zellulär.

Epidemiologie: Es ist hochkontagiös. Das Virus wird hauptsächlich aerogen von Mensch zu Mensch übertragen und dringt über die Schleimhaut des oberen Respirationstrakts und über die Konjunktiven ein. Wegen seiner hohen Kontagiosität ist die Durchseuchung der Population hoch (bei Menschen > 3 Jahre ca. 80-90%).

Klinik: Nach einer initialen Vermehrung in den Lymphknoten kommt es zu einer Virämie, die Viren gelangen so auch in die Haut, wo sie sich vermehren und zytopathogene Effekte auslösen. Diese führen dann zu den typischen Hauteffloreszenzen; charakteristische Entwicklung von Makula zu Papel, dann zu Vesikel (deren Inhalt ist hochkontagiös) und schließlich zur Kruste. Typisch ist, dass sich diese verschiedenen Stadien gleichzeitig nebeneinander entwickeln („Sternenhimmel"). Darüber hinaus kommt es auch zu einer Infektion des ZNS: Eine flüchtige Meningitis ist häufig.

Außerdem kann eine Infektion der Lumbosakralganglien auftreten, wo die Viren auch nach der akuten Phase noch jahrelang überleben können. Bei einem Nachlassen der Immunität (zumeist bei älteren Patienten) kann es von dort aus zu einer endogenen Exazerbation kommen, was dann als meist recht schmerzhafte, den Dermatomen zugeordnete Herpes zoster („Bläschen in Gruppen") imponiert.

Therapie: Eine Therapie mit Acyclovir bzw. Gancyclovir hat eine mäßig gute Wirkung.

Impfstoff: ein attenuierter Impfstoff, der in humanen diploiden Zellen gezüchtet wurde (Zostavax enthält > 10fache der Dosis wie Varivax).

Zusatzstoffe: Humanalbumin bzw. Kälberserum, Antibiotika (Framycetin bzw. Neomycin), Zucker.

Lagerung und Haltbarkeit: Kühlkette beachten; Haltbarkeitsdatum beachten.

Handelsnamen/Hersteller: Varilix (GlaxoSmithKline); Varivax (Sanofi Pasteur MSD); in Kombination mit MMR: Priorix-Tetra (GlaxoSmithKline), Zostavax (Sanofi Pasteur MSD) zugelassen, aber nur eingeschränkt verfügbar.

Applikationen: s.c. (nicht intradermal oder i.v. spritzen!).

Indikationen: Für Kleinkinder sowie für seronegative Personen mit speziellen Gesundheitsrisiken, z.B. Leukämiepatienten sowie deren Angehörige. Kinder ab 9 Monate bis 13 Jahre erhalten 1 Injektion; ältere Kinder sowie Erwachsene sollten zweimal im Abstand von ca. 6 Wochen geimpft werden. Inzwischen ist mit Zostavax (Sanofi Pasteur MSD) ein Varizellen-Impfstoff zur Prävention von Herpes zoster (Gürtelrose) und der durch Herpes zoster verursachte postherpetische Neuralgie bei Personen ab 50 Jahren zugelassen.

Kontraindikationen: schwere Immunsuppression, Schwangerschaft, Infektionen mit hohem Fieber (< 38,5 °C). Der Impfstoff Zostavax ist nicht zur Prävention einer primären Varizella-Infektion (Windpocken) geeignet und darf Kindern und Jugendlichen daher nicht verabreicht werden, da er im Vergleich zum herkömmlichen Windpocken-Impfstoff eine deutliche erhöhte Viruskonzentration enthält. Personen mit manifestem Zoster sollten nicht geimpft werden.

Nebenwirkungen: Symptome einer leichten Infektion treten auf. Auch ein flüchtiges Exanthem ist möglich.

Wirkung: anhaltende Immunität.

Wirksamkeitskontrolle: Eine Antikörpertiterbestimmung ist möglich, aber nicht generell erforderlich.

Besonderheiten: Entweder gleichzeitig mit anderen Lebendimpfungen oder im Abstand von > 4 Wochen. Eine Ansteckung mit Impfviren von Kontaktpersonen in der Umgebung von Geimpften ist nicht auszuschließen.

4.3.7 Poliomyelitis

Erreger: unbehüllte, umweltstabile Picorna-Viren.

Immunität: hauptsächlich humoral, die zelluläre Immunität ist additiv.

Epidemiologie: Infizierte Menschen scheiden massenhaft Polioviren mit dem Stuhl aus; diese werden über Schmierinfektionen leicht übertragen. Bei einer extremen Durchseuchungsrate der Bevölkerung, wie sie vor 150 Jahren vorherrschte, ist quasi die gesamte Bevölkerung durch stille Feiung geschützt. Heute dagegen ist der Anteil mit einer natürlicherweise erworbenen Immunität gering. Der Großteil der Bevölkerung ist also anfällig bei einer evtl. Einschleppung von Wildviren oder bei Besuchen in Endemiegebieten. Dazu gehören vor allem Länder in Afrika (speziell Westafrika) und Asien (speziell Indien). Nord- und Südamerika sind bereits seit vielen Jahren Poliomyelitis frei.

Klinik: Die allermeisten Infizierten machen nur eine inapparente Infektion durch, zeigen keine Symptome oder allenfalls etwas Durchfall. Während Kinder nach Infektion meist mit einer Enteritis reagieren, steigt mit zunehmendem Alter auch das Risiko einer Virämie. Dabei können die Viren ins ZNS gelangen und sich vornehmlich in den Vorderhornganglienzellen vermehren und zu einem zytopathogenen Effekt führen. Der Ausfall dieser motorischen Neurone führt zu einer schlaffen Lähmung und allmählichem Muskelschwund.

Therapie: Eine spezifische antivirale Therapie gibt es nicht.

Impfstoff: lebende, attenuierte Viren der drei Serovarietäten.

Lagerung und Haltbarkeit: Die Kühlkette ist unbedingt einzuhalten, das Haltbarkeitsdatum zu beachten.

Handelsnamen/Hersteller: derzeit nicht mehr im Handel.

Applikationen: oral dreimal im Abstand von jeweils 4-6 Wochen im Kleinkindalter. Später alle 10 Jahre eine Auffrischimpfung. Ein zeitlicher Abstand von 4-6 Wochen zu anderen Lebendimpfungen ist anzuraten. Auch eine gleichzeitige Infektion mit anderen Viren, was natürlicherweise zu einer Interferonproduktion führt, würde das Angehen der Vermehrung der Impfviren beeinträchtigen und eine Immunreaktion abschwächen.

Indikationen: Eine Einschleppung ist in den letzten Jahren sehr selten geworden, so dass eine Empfehlung zur Impfung (bzw. Auffrischung) mit dem Lebendimpfstoff nicht mehr besteht.

Kontraindikationen: bei fieberhaften Infekten, speziell bei bestehenden viralen Erkrankungen, nach Zahnextraktion; schwere neurologische Krankheiten, z.B. Krampfleiden.

Nebenwirkungen: In einigen Fällen kann es zu leichtem Durchfall kommen. Vor allem bei nichtimmunen Erwachsenen könnte es zu einer Poliomyelitis mit schlaffen Lähmungen (VAP) kommen.

Wirkung: Es entstehen humorale Antikörper der Klasse IgG in der Zirkulation, die das Virus neutralisieren und eine Invasion ins ZNS unterbinden. Daneben entsteht lokal eine humorale Immunität der Schleimhaut, Antikörper der Klasse IgA, so dass das Virus erst gar nicht in den Körper eindringen kann. Es wird also nicht nur die Krankheit unterdrückt sondern auch die Infektion mit dem Wildvirus.

Wirksamkeitskontrolle: routinemäßig nicht erforderlich.

Besonderheiten: Die Schluckimpfung durch lebende, attenuierte Viren wird heute nicht mehr empfohlen, da das Risiko einer impfassoziierten Poliomyelitis nicht mehr akzeptabel ist; Mutationen, die zur Virulenzminderung geführt haben, sind nicht stabil und gefährliche Rückmutationen können auftreten. Ein Geimpfter scheidet gefährliche Viren in großen Mengen mit dem Stuhl aus; diese können dann durch Schmierinfektionen auf Personen in der Umgebung übertragen werden. In Folge können vor allem bei Erwachsenen impfassoziierte Poliomyelitisfälle auftreten.

4.3.8 Gelbfieber

Erreger: Das Gelbfiebervirus gehört zu den Flaviviren. Es ist zwar verwandt mit dem FSME-, Dengue- und Japan-B-Enzephalitis-Virus, aber es bestehen keine Antigengemeinschaften, die eine Kreuzimmunität bewirken könnten.

Immunität: überwiegend zellulär.

Epidemiologie: Übertragen wird das Gelbfiebervirus durch Mücken der Gattung Aedes, die das Virus von Mensch zu Mensch (urbane Form) oder in seltenen Fällen von Affen auf Menschen (silvatische Form) übertragen. Die Krankheit kommt ausschließlich in bestimmten Regionen der Erde endemisch vor: in Mittel- und Südamerika sowie in Zentralafrika.

Klinik: Nach dem Stich breitet sich das Virus über die Lymphknoten und die Blutbahn aus. In der Leber findet dann die hauptsächliche Vermehrung statt. Nach einer Inkubationszeit von wenigen Tagen treten Fieber, Übelkeit und Ikterus als Hauptsymptome auf.
Im günstigen Fall kann das Immunsystem innerhalb von 1 Woche die Virusvermehrung stoppen, so dass es zu einer spontanen Ausheilung mit lebenslanger Immunität kommt. Schwere, tödliche Verläufe mit Organversagen sind aber nicht selten (in 10-20% der Fälle).

Therapie: Eine kausale Therapie ist nicht möglich.

Impfstoff: Der Impfstoff besteht aus lyophilisierten, lebenden attenuierten Viren, die im embryonierten Hühnerei gezüchtet wurden.

Zusatzstoffe: Salze, Lactose, Sorbit.

Lagerung und Haltbarkeit: Kühlkette beachten (bei +2 bis +8 °C lagern, nicht einfrieren); vor Licht schützen; Haltbarkeitsdatum beachten; nach Auflösung ist der Impfstoff innerhalb 1 Stunde zu verbrauchen.

Handelsname/Hersteller: Stamaril (Sanofi Pasteur MSD).

Applikationen: s.c. oder i.m. (nicht i.v.).

Indikationen: Bei Reisen in Endemiegebiete bzw. wenn es behördlich beim Grenzübertritt (Hin- oder Rückreise) verlangt wird. Der impfende Arzt sollte sich vorher im Detail informieren; s. Reisemedizin → S. 75.

Kontraindikationen: Bei Abwehrschwäche (HIV, Cortisontherapie, Organtransplantation, Leukopenie, Tumorkrankheit) und schwerem Leberschaden, was vorher anamnestisch ausgeschlossen werden sollte, kann diese Infektion mit den Impfviren entgleisen. Kinder < 6 Monate dürfen nicht geimpft werden. Alten Menschen und Schwangeren sollte der Impfstoff nur nach strenger Risiko-Nutzen-Abwägung verabreicht werden. Gegebe-nenfalls sollte ein Impfbefreiungszeugnis (exemption certificate) ausgestellt werden.

Nebenwirkungen: Da der Impfstoff im embryonierten Hühnerei gezüchtet wird und noch Spuren von Hühnereiweiß im Impfstoff enthalten sind, sollte eine Allergie gegen Hühnereiweiß anamnestisch ausgeschlossen werden. Bei Verdacht kann zuvor auch eine fachärztliche Abklärung erfolgen.
Nach Injektion der lebenden Viren entwickelt sich eine Infektion der Leber, was gelegentlich (in ca. 10% der Fälle) mit Fieber, Erhöhung der Leberwerte und Abgeschlagenheit (grippaler Infekt) einhergeht; ggf. symptomatische Therapie (z.B. mit Antipyretika); ganz selten Meningitis und Enzephalitis. Bei Abwehrschwäche ist eine massive Virusvermehrung mit Todesfolge möglich.

Wirkung: Der Immunschutz beginnt 10 Tage nach der Impfung und hält 10 Jahre an (der Stempel ist so lange gültig; die Immunität besteht möglicherweise sogar noch länger).

Wirksamkeitskontrolle: nicht angezeigt (Serumantikörper allein sind nicht für den Schutz verantwortlich).

Besonderheiten: die einzige Impfung, die nicht jeder Arzt durchführen darf. Nur auf Antrag beim Landesministerium erhält ein Arzt die Erlaubnis, einen Stempel der WHO zu führen (Gelbfieber-Impfstelle), der im internationalen (gelben) Impfausweis an einer dafür reservierten Stelle die Durchführung der sachgerechten Impfung bestätigt.
Andere Lebendimpfstoffe, z.B. MMR, sollten entweder gleichzeitig oder im Abstand von 4-6 Wochen verabreicht werden, damit keine Interferenz eintritt. Ein Geimpfter ist für seine Umgebung nicht ansteckend, jedoch sollte er

4 Wochen lang kein Blut spenden, da eine parenterale Übertragung im Prinzip möglich wäre.

4.3.9 Influenza

Erreger: Influenzaviren gehören zur Familie der Orthomyxoviren. Das Genom dieser Viren besteht aus einer einsträngigen RNA, die in verschiedene Segmente unterteilt ist. Die Segmente 1 bis 6 kodieren jeweils für ein bestimmtes Protein. Die RNA ist mit einem Nukleoprotein (NP) assoziiert und in ein Core-Protein (M1) eingepackt. Anhand dieser Proteine kann man Influenzaviren in die Typen A, B und C einteilen. Influenzaviren sind von einer Lipidhülle umgeben, die beim Replikationsprozess aus der zytoplasmatischen Membran der Wirtszelle mitgenommen wurde. In diese Hülle sind die Glykoproteine Hämagglutinin (HA) und Neuraminidase (NA) eingewoben. Die Kombination dieser beiden Oberflächenproteine erlaubt die Einteilung der Influenzaviren des Typs A in verschiedene Subtypen. Man kann für Hämagglutinin 16 (H1-H16) und für Neuraminidase 9 (N1-N9) in der Natur entdeckte Varianten unterscheiden. Sämtliche Varianten kommen in Wildvögeln vor, wogegen die größte praktische Bedeutung in der Humanmedizin den Hämagglutininen 1, 2 und 5 bzw. den Neuraminidasen 1 und 2 zukommt. Hämagglutinin und Neuraminidase stellen die essentiellen Oberflächenantigene eines Viruspartikels (Virion) dar, die wie Spikes in die Lipidhülle eingewoben sind, aus der Oberfläche herausragen und so vom Immunsystem erkannt werden können. Da bei der Replikation von RNA häufig Fehler entstehen, kommt es auch bei Influenzaviren immer wieder zu spontanen Punktmutationen. Hierdurch können sich die Antigeneigenschaften der immunologisch relevanten Oberflächenproteine stufenweise ändern (Antigen-Drift). Dies führt zum Auftreten neuer Varianten, die mit den Antikörpern gegen frühere Influenzaviren im Serum eines Menschen nur noch eine teilweise Kreuzreaktivität aufweisen und die Gefahr neuer Influenza-Epidemien mit sich bringen. Die stetige Antigenänderung der in der menschlichen Bevölkerung zirkulierenden Influenzaviren erfordert eine jährliche Anpassung der Impfstoffe. Erfolgt eine Doppelinfektion einer Wirtszelle mit zwei grundsätzlich verschiedenen Viruspartikeln, so können während der Replikation ganze Gensegmente dieser Varianten durch sog. Rekombination ausgetauscht werden (Antigen-Shift). Es entstehen schlagartig neue Virusvarianten, die Oberflächenantigene tragen, für die das Immunsystem der meisten Menschen noch naiv ist. Auf diese Weise können möglicherweise hochpathogene Varianten entstehen, die sich in einem Wirt, sei es Mensch, Gefügel oder Schwein, besonders gut vermehren und zu bedrohlichen Ausbrüchen führen können. Da sich solche Virusstämme im Prinzip auch weltweit ausbreiten können, haben sie das Potential, eine Pandemie auszulösen. Als umhüllte Viren sind Orthomyxoviren gegen viele Desinfektionsmittel, z.B. Detergentien, stark anfällig.

Immunität: Nach einer natürlichen Infektion gibt es sowohl eine zelluläre wie auch eine humorale Immunität. Hämagglutinin (HA) und Neuraminidase (NA) sind hierbei immundominante Proteinantigene. Werden diese Oberflächenantigene der Viren durch spezifische Antikörper neutralisiert, kann die Vermehrung der Viren verhindert werden, so dass eine Infektion unterbunden wird oder zumindest abgeschwächt verläuft.

Epidemiologie: Die Virusvermehrung findet im Respirationstrakt statt. Die Verschleppung erfolgt primär aerogen über Tröpfchen von Mensch zu Mensch, seltener von Tier zu Mensch. Kontaminierte Gegenstände können ebenfalls die Quelle sein, wenn sie mit den Händen berührt und die Viren dann auf Mund bzw. Nase übertragen werden. Das Tragen eines Mundschutzes (z.B. Feinstaubmasken) und das Waschen der Hände sind also wichtige Präventionsmaßnahmen. Speziell Stämme von Influenza A neigen zu epidemieartigen (pandemieartigen) Ausbrüchen, Stämme von B und C treten eher sporadisch auf. Durch Antigen-Drift ändern sich die Antigenstrukturen der vorherrschenden Influenzastämme ständig. Bestimmte Varianten, die hierdurch einen Selektionsvorteil haben, breiten sich, zumeist von Asien kommend, weltweit aus.
Alle 20-30 Jahre muss man mit einem abrupten Auftreten eines erheblichen Antigenwechsels rechnen, wenn Rekombinationen im Tierreich (Schweine, Geflügel) erfolgt sind, die dann in die menschliche Population übergehen. Influenza-Epidemien treten in den gemäßigten Klimazonen fast ausschießlich in den Wintermonaten auf. Die Hauptsaison auf der nördlichen Hemisphäre sind also die Monate Oktober bis April, die auf der südlichen April bis Oktober. In tropischen Ländern dagegen tritt die Influenza ganzjährig auf. Seit 20 Jahren dominieren die humanpathogenen Varianten H1N1 und H3N2. Im Tierreich sind derzeit vor allem Stämme von H5N1 als Erreger der sog. Vogelgrippe präsent. Eine Übertragung dieser tierpathogenen Stämme auf den Menschen erfolgte bislang nur selten.

Klinik: Die Inkubationszeit beträgt 1-3 (5) Tage, wobei die Ansteckungsfähigkeit schon 1-2 Tage vor dem Auftreten der ersten Symptome beginnt und in der Regel 3-5 Tage anhält. Die Symptome sind eher unspezifisch, was die Abgrenzung zu anderen katarrhalischen Atemwegserkrankungen erschweren kann. Typisch für die Influenza sind ein plötzlicher Krankheitsbeginn mit Fieber (≥ 38,5 °C) und ein trockener Reizhusten verbunden mit Kopf- und/oder Muskelschmerzen, der Patient fühlt sich "gerädert". Daneben besteht oft ein allgemeines Krankheitsgefühl und es kommt zu Schweißausbrüchen. Komplikationen sind u.a. Beteiligungen der unteren Atemwege wie Pneumonie oder Pleuritis. Besonders bei älteren Patienten oder bei chronisch Kranken besteht die Gefahr einer späteren bakteriellen Superinfektion (durch Pneumokokken, Haemophilus influenzae oder Staphylokokken). Daneben können Enzephalitiden und/oder Myokarditiden auftreten. Vor allem bei Kindern ist die Entwicklung einer Otitis media zu beachten.

Therapie: Prinzipiell könnte man die Verbreitung des Virus in einem Patienten durch frühzeitige, ggf. schon prophylaktische Gabe von Amantadin (Adekin®, Amanta®, Amixx®, InfectoFlu® etc.) oder Neuraminidaseinhibitoren (Oseltamivir, z.B. Tamiflu® bzw. Zanamivir, z.B. Relenza®) bremsen. Diese Medikamentengabe müsste allerdings frühzeitig, d.h. innerhalb der ersten 48 Stunden nach Einsetzen der Symptome, beginnen und, besonders im Fall einer prophylaktischen Gabe, mindestens 7-10 Tage fortgeführt werden. Eine antivirale Therapie ist wegen möglicher Nebenwirkungen im Einzelfall abzuwägen. Daneben ist, besonders bei Amantadin, mit der Entwicklung von Resistenzen zu rechnen. Speziell bei jungen Menschen, die eine Influenza zumeist komplikationslos überstehen, reicht oft eine symptomatische Therapie aus. Vorsicht ist bei der symptomatischen Behandlung bei Kindern geboten, zumal die Gabe von Salicylaten wegen der Gefahr eines Reye-Syndroms kontraindiziert ist. Die Indikation zur Gabe von Antibiotika besteht bei einer bakteriellen Superinfektion.

Impfstoff: attenuierte Influenzaviren (A: H1N1; A: H3N2; B); die Viren sind genetisch veränderte Kältemutanten, d.h. daß sie sich nur bei Temperaturen bis zu 33°C vermehren. Eine Ausbreitung mit evtl. Organbefall ist somit praktisch ausgeschlossen. Der Impfstoff ist im Hühnerei vermehrt worden.

Zusatzstoffe: Gentamicin, Hühnerproteine (Ovalbumin).

Lagerung und Haltbarkeit: im Kühlschrank bei 2-8°C.

Handelsnamen/Hersteller: Fluenz (Astra Zeneca).

Applikation: intranasal durch medizinisches Fachpersonal; 0,5 ml in jedes Nasenloch; dafür ist ein spezieller Nasenapplikator mit einer Dosieungsklemme geliefert; der Impfstoff muss nicht inhaliert werden.

Indikationen: Kinder und Jugendliche von 2 bis 18 Jahren.

Kontraindikationen/Gegenanzeigen: Allergie gegen Hühnereiweiß; Immunsuppression; schweres Asthma (leichtes Asthma ist ein Hinderungsgrund).

Nebenwirkungen: gelegentlich verstopfte Nase, Husten, verminderter Appetit, Kopfschmerzen, selten Fieber und Erbrechen.

Besonderheiten: In den ersten 2 Wochen nach Impfung sollte der Kontakt zu schwer immunsupprimierten Menschen vermieden werden.

Wirkung: Nach der lokalen Applikation entwickelt sich im Nasen-Rachen-Raum eine subklinisch verlaufende Infektion. Dadurch entsteht in diesen Schleimhäuten eine lokale Immunreaktion. Dabei entwickeln sich eine zelluläre und eine humorale Immunreaktion, die durch Bildung von IgA charakterisiert ist. Damit besteht an der natürlichen Eintrittspforte der Viren eine protektive Abwehr, die durch eine i.m.-Impfung mit Tot-impfstoff nicht induziert wird. Darüber hinaus wird durch die Impfung mit Lebendimpfstoff zusätzlich eine generelle Immunreaktion, gekennzeichnet durch die Bildung von IgM und IgG, erzeugt.

4.3.10 Tuberkulose

Erreger: Mycobacterium tuberculosis ist ein (grampositives) Stäbchenbakterium, das sich aufgrund seiner dicken Wachsschicht um die Zellwand nur mittels Spezialtechniken (Ziehl-Neelsen) anfärben lässt. Andere Arten wie M. bovis, M. africanum, M. microti und M. canettii können ebenfalls beim Menschen Tuberkulose induzieren. Daneben gibt es noch viele andere Arten in der Umwelt, sog. atypische Mykobakterien, die allenfalls beim Abwehrgeschwächten eine Infektion erzeugen.

Immunität: Mittels unspezifischer Infektabwehr gelingt es mehr als 90% der Infizierten, eine manifeste Erkrankung zu unterbinden (latente Tuberkulose). Es entsteht eine zelluläre Immunreaktion. Eine Störung dieses Systems (AIDS, Immunsuppressiva, Alter) führt zu einer erhöhten Anfälligkeit. Eine vollständige Eliminierung der Bakterien gelingt meist nicht.

Epidemiologie: Das Bakterium ist umweltstabil. Eine Infektion erfolgt durch Tröpfchen von außen oder durch endogene Reaktivierung. Hohe Inzidenz in Ländern Osteuropas, Afrikas und Asiens. Betroffen sind zumeist sozial Schwache (Migranten, Spätaussiedler, Nichtsesshafte). Inzidenz und Morbidität steigen mit dem Alter.

Klinik: meistens pulmonale Affektion. **Anfangs:** Husten, Leistungsabfall, Fieber, Nachtschweiß, Gewichtsabnahme; **später:** Hämoptyse, Heiserkeit (bei Befall des Larynx); extrapulmonale Manifestationen (urogenital, ZNS, Haut, Knochen) selten.

Therapie: Initial eine Kombination aus 4 Wirkstoffen (INH, Rifampicin, Ethambutol, Pyrazinamid); ab dem 4. Monat eine Zweierkombination (INH, Rifampicin). Leberwerterhöhung kontrollieren. Problematisch ist die Therapie speziell in der Schwangerschaft. Mit resistenten Bakterienstämmen muss zunehmend gerechnet werden.

Impfstoff: Bacille-Calmette-Guérin (BCG); davon gibt es diverse Varianten, die sich in ihrer Virulenz deutlich unterscheiden. Es wird zurzeit intensiv daran gearbeitet, verbesserte Impfstoffe auf Basis des konventionellen BCG-Stammes zu produzieren.

Lagerung und Haltbarkeit: Haltbarkeitsdatum beachten.

Handelsname/Hersteller: BCG SSI/Statens Serum Institute (Dänemark).

Applikationen: streng i.d., empfohlen über dem Trochanter.

Indikationen: In Deutschland wird derzeit die BCG-Vakzine nicht mehr zur Prävention einer Tuberkulose empfohlen. Früher wurden bereits Neugeborene geimpft da im späteren Alter vor einer Impfung eine Tuberkulinprobe erfolgen musste. Hier bestand allerdings die Gefahr schwerer lokaler Nekrosen an der Injektionsstelle bei vorangegangener Infektion, ausgelöst durch eine heftige Immunreaktion.

Kontraindikationen: Immunsuppression, Schwangerschaft.

Nebenwirkungen: Primäraffekt gekennzeichnet durch eitrige Nekrosen der Haut an der Injektionsstelle oder sogar durch Primärkomplexe. Diese sind gekennzeichnet durch Ausbreitung über die Lymphbahnen und Befall und Schwellung der drainierenden Lymphknoten. Manchmal kann es darüber hinaus zu einer Ausbreitung kommen („BCG-itis"). Antibiotikatherapie!

Wirkung: unzuverlässig (abhängig von der Virulenz des eingesetzten Impfstoffs), evtl. seltener schwere Fälle, z.B. Tbc-Meningitis; nur gegen richtige Tuberkuloseerreger.

Wirksamkeitskontrolle: Der Tuberkulintest kann positiv ausfallen. Der Quantiferontest bleibt negativ.

Besonderheiten: In der Urologie wird dieser Impfstoff (BCG Medac) zur adjuvanten Therapie bzw. Rezidivprophylaxe des Carcinoma in situ der Harnblase eingesetzt wobei die lebenden Bakterien sechsmal in wöchentlichen Abständen in die Blase instilliert werden; ggf. kann zusätzlich eine Erhaltungstherapie in größeren Abständen erfolgen.

4.3.11 Typhus

Erreger: Die Gattung Salmonella enthält nur 1 Spezies, nämlich S. enterica, die jedoch viele verschiedene Serovarietäten enthält, darunter auch S. enterica Typhi, die den eigentlichen Typhus erzeugt. In Europa ist dieser Erreger sehr selten geworden; meistens wird er von Reisenden importiert.

Immunität: überwiegend zellulär; eine belastbare Immunität entsteht durch eine durchgemachte Erkrankung nicht.

Epidemiologie: Diese Bakterien werden direkt von Mensch zu Mensch durch fäka orale Schmierinfektion übertragen; manchmal aber auch über ein intermediäre Vehikel wie Trinkwasser oder Lebensmittel.

Klinik: Zunächst vermehren sich die Bakterien in der Dünndarmwand. Sie überwinden die regionalen enteralen Lymphknoten und gelangen über die Blutbahn ins reticulo-endotheliale System (RES), nämlich Milz, Leber und Knochenmark,

wo sie sich stark vermehren. Dies geht typischerweise mit hohem Fieber (Kontinua), relativer Bradykardie, Hypotonie, Leukopenie (Eosinopenie) und mit Benommenheit einher.
Erst in der dritten Krankheitswoche kommt es zu erbsenbreiigen Durchfällen. Unbehandelt kann diese Erkrankung tödlich verlaufen. Es kann durch eine einsetzende Immunreaktion in den Peyerschen Plaques eine Dünndarmperforation erfolgen. Nicht selten kommt es zu einem Relaps, einer Osteomyelitis oder evtl. zu einem Dauerausscheidertum.

Therapie: Chinolone sind hervorragend geeignet, die intrazelluläre Vermehrung in den Zellen des RES zu stoppen.

Impfstoff: eine Kombination aus inaktivierten Bakterien und lebenden, attenuierten Bakterien von Salmonella enterica Typhi. Die Abschwächung der Virulenz wird durch zwei Mutationen erreicht: Zum Ersten sind diese Stämme rau, d.h., sie werden durch das angeborene, unspezifische Abwehrsystem, etwa Komplement, rasch inaktiviert. Zum Zweiten können diese Mutanten Galaktose nicht mehr abbauen und speichern diese Moleküle, wenn sie sich im Körper eines Menschen vermehren, so dass spätestens nach einigen Vermehrungsfolgen die Bakterien daran spontan zu Grunde gehen. Um eine Immunreaktion zu induzieren, muss jedoch die Präsenz des Antigens einige Tage anhalten. Der Impfstoff sollte also mehrmals hintereinander verabreicht werden.

Zusatzstoffe: Salze, Vitamine, Saccharose.

Lagerung und Haltbarkeit: Kühlkette beachten; Haltbarkeitsdatum beachten.

Handelsname/Hersteller: Typhoral L (Novartis Behring).

Applikationen: oral in Form von Kapseln, die vor der Zerstörung im Magen schützen sollen; dreimal mit jeweils 1 Tag Pause; jeweils 1 Stunde vor einer Mahlzeit.

Indikationen: Bei möglichem Kontakt mit Typhuspatienten, z.B. bei Familienangehörigen oder medizinischem Personal, das in endemischen Gebieten eingesetzt werden soll.
Für Touristen in Ländern der Dritten Welt ist das Risiko, an Typhus zu erkranken, recht gering. Zudem existieren gut wirksame Antibiotika.

Kontraindikationen: Kinder < 2 Jahre. Bei Schwangeren sollte die Indikation sehr streng gestellt werden.

Nebenwirkungen: Selten kommt es zu unspezifischen, gastroenteritischen Beschwerden mit Fieber.

Wirkung: Es kommt zu einer nachweisbaren humoralen Immunreaktion, die 1-3 Jahre anhält. Der Geimpfte ist dadurch jedoch nicht mit Sicherheit vor

Typhus geschützt. Eine Kreuzimmunität gegen die vielen anderen Enteritis-Salmonellen, darunter auch Salmonella enterica Paratyphi A, B und C, entsteht auf gar keinen Fall!

Wirksamkeitskontrolle: routinemäßig nicht möglich.

Besonderheiten: Antibiotika und Laxantien sollten nicht gleichzeitig eingenommen werden.

4.3.12 Cholera

Erreger: Die pathogenen Stämme von Vibrio cholerae gehören zu den Serogruppen O1 (Serotypen Inaba und Ogawa) und O139.

Immunität: Partiellen Schutz verleiht eine lokale Immunität der Darmschleimhaut.

Epidemiologie: In warmen Gegenden mit schlechter Hygiene können sich die Bakterien über das Trinkwasser verbreiten. Die beste Prävention besteht darin, nur Trinkwasser aus der Flasche zu verwenden oder die Trinkwasserversorgung zu sanieren.

Klinik: Die Bakterien vermehren sich im Dünndarm rasant und bilden ein Toxin, das an GM1-Gangliosid-Rezeptoren der Darmschleimhautzellen bindet; die Epithelzellen werden zur Hypersekretion von Flüssigkeit gezwungen.
Das führende Symptom ist also der massive enterale Wasserverlust; die Stühle sind nicht mehr gefärbt und geformt, sondern durch Protein weißlich und wässrig. Das Volumen ist beträchtlich: bis zu 17 Liter pro Tag. Der Patient erleidet somit eine schnelle Austrocknung sowie einen Elektrolytverlust. Eine Destruktion oder Invasion der Darmschleimhaut findet nicht statt.

Therapie: Eine Antibiotikatherapie kann den Nachschub an Toxin unterbinden; primär wichtig ist der Ausgleich des Wasserverlusts; entweder durch Infusionen oder durch eine orale Rehydratation mit einer glucosehaltigen Trinklösung.

Impfstoff: gentechnisch veränderte, lebende attenuierte Bakterien; diesen Bakterien fehlt die Untereinheit A des Choleratoxins, so dass eine schwere Durchfallkrankheit nicht entstehen kann; andererseits bildet der Impfstamm noch die Untereinheit B, die für die Bindung an die Zellrezeptoren verantwortlich ist. Dieses Bakterienprodukt ist antigen wirksam.

Zusatzstoffe: Puffer, die die Magensäure neutralisieren, damit die lebenden Bakterien nicht vorzeitig abgetötet werden. Lactose, Sorbitol, Ascorbinsäure, Aspartam.

Lagerung und Haltbarkeit: Haltbarkeitsdatum und Kühlkette beachten.

Handelsname/Hersteller: Orochol Berna (Berna Biotech AG/Schweiz).

Applikationen: oral.

Indikationen: Reisen in Katastrophengebiete mit schlechter Wasserversorgung, wenn hier mit dem Auftreten von Cholera zu rechnen ist.

Kontraindikationen: Alter < 2 Jahre; akute Diarrhoe; Patienten mit angeborener oder erworbener Immundefizienz; Antibiotikatherapie.

Nebenwirkungen: leichter Durchfall (Vorsicht: im Stuhl des Geimpften ist Vibrio cholerae nachweisbar!).

Wirkung: Nach der oralen Einnahme entsteht eine lokale Immunität des Darms gegenüber dem Choleratoxin B, wodurch die Bindung und damit die biologische Wirkung des Gesamttoxins nicht mehr möglich ist.

Wirksamkeitskontrolle: routinemäßig nicht durchführbar.

Besonderheiten: Ein Geimpfter scheidet mit dem Kot Bakterien aus, die bei einer Routineuntersuchung als Cholerabakterien identifiziert werden. Dies unterliegt der Meldepflicht, was zu Verwicklungen führen kann!

5 Unkonventionelle Impfungen

5.1 Autovakzine

Im Gegensatz zum eigentlichen Ziel von Vakzinierungen durch präventive Impfung einen Schutz vor einer eventuellen späteren Infektion zu erzielen, verfolgt die Autovakzine (oder autogene Vakzine) ein therapeutisches Prinzip. Speziell bei diversen chronischen, therapieresistenten Infektionen soll durch Applikation eines individuellen Impfstoffs der Verlauf der Krankheit beeinflusst werden. Diese Form der Impfung stellt somit eine Alternative zu Antibiotikatherapie dar.
Dabei sollen durch die Stimulierung der unspezifischen körpereigenen Abwehrreaktionen (Immunmodulation), z.B. durch diverse Zytokine, die angeborene Immunität aktiviert („Umstimmung") und die Vermehrung der Erreger eingedämmt werden. Inwieweit auch spezifische Immunreaktionen gegen definierte bakterielle oder pilzliche Antigene eine Rolle spielen, etwa die Produktion von Opsoninen, ist unkla
Eine ernste Gefahr entsteht durch diese Impfstoffe, wenn die Inaktivierung nicht mi Sicherheit erfolgt und dann eine schwere Infektion oder sogar eine Sepsis entsteht Auch die Stimulierung von Autoimmunreaktionen (z.B. Multiple Sklerose) durch die unkalkulierbare Reaktion des Individuums nach einer parenteralen Injektion der multiplen, undefinierten Antigene ist denkbar. Mit Allgemeinreaktionen wie Fieber Unwohlsein etc. ist zu rechnen. Im Prinzip gibt es zwei Wege:

5.1.1 Standardisierte, vorgefertigte Bakteriensuspensionen („Bakterine"; Lagervakzine)

Abgetötete Lactobazillen (z.B. Gynatren®) werden i.m. appliziert, um rezidivierende bakterielle Scheidenentzündungen zu beeinflussen. Ein Gemisch diverser toter Coli bakterien (z.B. Urovaxom®) wird zur Therapie (und ggf. Prophylaxe) von Harnwegs infektionen oral appliziert. Multibakterielle Lysate werden als Kapsel zur Therapie und Prophylaxe von Infektionen der oberen Luftwege (z.B. Bronchovaxom®) angeboten. Eine ausführliche Liste von zugelassenen Präparaten ist aufgeführt unter: http://www.pei.de/cln_227/nn_162202/DE/arzneimittel/weitere-arzneimittel/weitere-arzneimittel-node.html?__nnn=true (s. Internetadressen → S. 115).

5.1.2 Suspensionen von Keimen eines individuellen Patienten

Nach Isolierung der spezifischen Erreger (z.B. Staphylococcus aureus, Pseudomonas aeruginosa, Escherichia coli, Candida albicans) von einem Patienten werden diese in vitro vermehrt und anschließend hitzeinaktiviert (z.B. Autogene Vaccine/UniVaccin®) diese Prozesse unterliegen strengen gesetzlichen Auflagen der „good manufactoring practice"; diese partikulären Strukturen, die z.T. auch pyrogene Komponenten wie Endotoxin, Peptidoglykan etc. enthalten, werden dann demselben Individuum als speziell hergestelltes Arzneimittel z.T. oral oder z.T. auch s.c. bzw. i.m. verabreicht.

6 Impfkalender

Impfschema (nach STIKO-Empfehlungen 2013)	
Alter	**Impfung**
6 Wochen	**G1:** Rotaviren[b]
2 Monate	**G1:** Tetanus, Diphtherie, Pertussis, Hib, Polio, Hep B, Pneumokokken; **G2:** Rotaviren
3 Monate	**G2:** Tetanus, Diphtherie, Pertussis, Hib[a], Polio[a], Hep B[a], Pneumokokken; (**G3:** Rotaviren)
4 Monate	**G3:** Tetanus, Diphtherie, Pertussis, Hib, Polio, Hep B, Pneumokokken, (Rotaviren)
11-14 Monate	**G1:** MMR, Varizellen, Meningokokken C[g]; **G4:** Tetanus, Diphtherie, Pertussis, Hib, Polio, Hep B, Pneumokokken
15-23 Monate	**G1:** Meningokokken C[g]; **G2:** MMR, Varizellen; **N:** Tetanus, Diphtherie, Pertussis, Hib, Polio, Hep B, Pneumokokken
2-4 Jahre	**N:** Tetanus, Diphtherie, Pertussis, Hib, Polio, HepB, MMR, Varizellen, Meningokokken C
5-6 Jahre	**A1:** Tetanus, Diphtherie, Pertussis; **N:** Polio, HepB, MMR, Varizellen, Meningokokken C
9-17 Jahre	**A1:** Polio; **A2:** Tetanus, Diphtherie, Pertussis; **S[e]:** HPV (12-17 J); **N:** MMR, Varizellen, HepB, Meningokokken C
> 18 Jahre	**A[f]** (ggf. N): Tetanus, Diphtherie, Pertussis; **S[d]:** Masern; **ggf. N:** Polio
> 60 Jahre	**A[f]** (ggf. N): Tetanus, Diphtherie, Pertussis; **S:** Pneumok.[c], Influenza (jährl.) **ggf. N:** Polio

G: Grundimmunisierung (in bis zu 4 Teilimpfungen G1-G4); **A:** Auffrischimpfung; **S:** Standardimpfung; **N:** Nachholimpfung (Grundimmunisierung aller noch nicht Geimpften; bzw. Komplettierung von unvollständiger Impfserie). Hib = H. influenzae Typ b; Polio = Poliomyelitis; HPV = Humanes Papillomavirus; MMR = Masern/Mumps/Röteln; Td = Kombi-Impf. Tetanus/Diphtherie; Tdap = Kombi-Impf. Tetanus/Diphtherie/Pertussis; IPV = inaktiver Impfstoff gegen Polio; [a]Bei Anwendung von monovalentem Impfstoff kann Dosis entfallen. [b]Erste Impfung soll ab 6 Wochen erfolgen, je nach Impfstoff 2 bzw. 3 Dosen (Abstand mindestens 4 Wochen); [c]einmalige Impfung mit Polysaccharid-Impfstoff, **A** nur für bestimmte Indikation empfohlen; [d]einmalige Impfung für alle nach 1970 geborenen Personen ≥ 18 Jahren mit unklarem Impfstatus/ohne Impfung/mit nur einer Impfung in Kindheit (bevorzugt MMR-Impfung); [e]**S** für Mädchen, junge Frauen. [f]Td-**A** alle 10 Jahre. Nächste Td-Impfung einmalig (Tdap- bzw. bei entsprechender Indikation Tdap-IPV-Kombi-Impfung); [g]einmalige Impfung im Zeitraum 12-23 Monate

7 Impfstrategien

7.1 Verhütung von Infektionen bzw. schweren Komplikationen und evtl. einer Herdimmunität

Ziel einer Impfung ist primär die Verhütung einer manifesten oder auch latenten Infektion mit den jeweiligen pathogenen Erregern. Wenn dabei auch eine lokale Immunität der Schleimhäute resultiert, kann eine Kolonisierung der Geimpften unterbunden werden, so dass diese Person als Überträger wegfallen (z.B. Poliolebendimpfung und Pneumokokken-Konjugatimpfung). In der Folge kann die Weiterverbreitung der Erreger so stark reduziert werden, dass die Epidemiologie beeinflusst werden kann. Wenn so eine Durchimpfung breiter Bevölkerungsschichten erreicht wird, wird durch einen solchen "cordon sanitaire" eine Barriere geschaffen, dass sogar auch Nichtgeimpfte mit hoher Wahrscheinlichkeit vor einer Infektion bewahrt werden, was als Herdimmunität bezeichnet wird. Gelegentlich ist dieses Maximalziel nicht zu erreichen, aber immerhin ein Schutz des Geimpften vor einer systemischen Ausbreitung (z.B. Polio-Totimpfstoff) bzw. von schweren Komplikationen (z.B. Pneumokokken-Konjugatimpfstoff).

7.2 Medizinisches Personal

Entsprechend der Biostoffverordnung bzw. der TRBA 250 (Technische Regeln für den Umgang mit biologischen Arbeitsstoffen) als Ersatz für die UVV (Unfallverhütungsvorschriften) der Berufsgenossenschaften sowie der STIKO werden für medizinisches Personal eine Reihe von Impfungen empfohlen (s. Tabelle unten). Das gilt nicht nur für Ärzte und Pflegepersonal, sondern auch für Personen aus den Bereichen Labor, Krankengymnastik, Küche, technischer Dienst, Reinigung und Rettungsdienst sowie für Auszubildende und Studenten.

Aktive Impfungen für medizinisches Personal	
Für alle	**Für spezielle Expositionen**
Tetanus	Pertussis (Kontakte mit Kindern und mit Schwangeren)
Diphtherie	Meningokokken (speziell Laborpersonal)
Hepatitis A	Poliomyelitis (Kontakte mit Kindern, Laborpersonal)
Hepatitis B	Mumps (Kontakte mit Kindern)
Influenza	Röteln (Kontakte mit Kindern und Schwangeren)
Masern	Varicella (Kontakte mit Kindern, Schwangeren und Immunsupprimierten)

7.3 Impfungen in der Arbeitsmedizin und betriebsmedizinischen Versorgung

Gemäß einer Reihe von Verordnungen ist der Arbeitgeber im Rahmen der betriebsmedizinischen Betreuung verpflichtet, Impfungen zur Gesundheitsvorsorge anzubieten oder zu veranlassen.

- Sozialgesetzbuch VII (§§ 1, 14, 15, 21)
- Arbeitsschutzgesetz (ArbSchG)
- Arbeitssicherheitsgesetz (ASiG)
- Biostoffverordnung (§ 15)
- Infektionsschutzgesetz (IfSG)
- Ständige Impfkommision, Empfehlungen (STIKO)
- Berufsgenossenschaftliche Vorschriften und Grundsätze
- Technische Regeln für biologische Arbeitsstoffe (TRBA 250)

Die Kosten trägt der Arbeitgeber. Der Arbeitgeber darf nach § 3 Abs. 3 ArbSchG die Kosten dem Arbeitnehmer nicht auferlegen. Die Kosten sind Betriebsausgaben. Der Arbeitgeber profitiert bei regelrechtem und umfassendem Impfschutz über den zu erwartenden reduzierten Krankenstand. Impfungen, die gleichzeitig auch Standard und Auffrischimpfungen gemäß STIKO sind, können über die Regelungen der GKV vorgenommen werden.
Es bestehen Überschneidungen mit der STIKO und zwischen Individual- und Kohortenschutz. Die Empfehlungen der STIKO sind dabei so gefasst, dass auch in Grenzfällen eine großzügige Indikationsstellung möglich ist. Die Biostoffverordnung ist enger gefasst. In der Praxis kann es zu Diskussionen über die Kostenübernahme kommen.

7.4 Impfungen mit beruflicher Indikation

7.4.1 Hepatitis A

Regelmäßige Tätigkeit und Gefährdung durch folgende Arbeiten

- Mit Kleinkindern
- In Behinderteneinrichtungen
- Im Bereich von Kanälen und Klärwerken
- In Labor und Forschung
- Im Gesundheitsdienst inkl. Rettungsdienst
- In Nebenbereichen wie Reinigungsbereich und Küche

7.4.2 Hepatitis B

- Gesamter medizinischer Bereich inkl. Rettungsdienst
- Laboratorien
- Pathologie
- Reinigung und Entsorgung auch im nichtmedizinischen Bereich
- Möglicher Kontakt, z.B. im Bereich der Polizei-, Sozialarbeit etc.

7.4.3 Mumps, Masern, Röteln, Varizellen

- Medizinischer Bereich
- Pädagogischer Bereich (v.a. Vorschule)
- Laboratorien

7.4.4 Pertussis

- Pädiatrie
- Schwangerenbetreuung
- Kinderbetreuung (v.a. Vorschule)
- Medizinische Bereiche mit vergleichbaren Kontakten

7.4.5 Tollwut

- Jäger
- Tiermedizinischer Bereich

7.4.6 Influenza

- Medizinischer Bereich
- Personen, die starkem Publikumsverkehr ausgesetzt sind
- Personen, die mit Geflügel umgehen

7.5 Postexpositionelle Impfungen

Nach einer tatsächlichen oder auch nur möglichen Exposition gegen bestimmte Infektionserregerhen ist zu prüfen, ob eine sog. postexpositionelle Impfung (auch Inkubationsimpfung genannt) erforderlich ist:

- Clostridium tetani
- Corynebacterium diphtheriae
- Masernvirus
- Rötelnvirus
- Mumpsvirus

- Poliovirus
- Varizella-Zoster Virus
- Hepatitis-B-Virus
- Tollwutvirus

Übrigens: Eine aktive bzw. passive Immunisierung gegen FSME nach Zeckenbiss wird nicht mehr propagiert, da die Wirkung zu spät einsetzt bzw. Nebenwirkungen möglich sind.

Speziell für den Arzt in der unfallchirurgischen Akutambulanz haben einige Impfungen besondere Relevanz:

- **Tetanus.** Bei offenen Verletzungen ist stets die Indikation zur Tetanusgrund. immunisierung, Auffrischung (aktive Impfung) (nach Empfehlung der STIKO immer zusammen mit Diphtherie und Pertussis) und ggf. die Indikation zur Immunglobulingabe (passive Impfung) zu prüfen.
- **Tollwut** (aktiv und ggf. auch passiv). Bei Wunden, speziell bei chronischen wie Ulcus cruris und diabetischen Ulzera, besteht zusätzlich die Gefahr der Wunddiphtherie, auch wenn derzeit in Mitteleuropa die Prävalenz sehr gering ist.

7.6 Impfungen in der Schwangerschaft

Der beste Schutz für Mutter und Kind ist die präkonzeptionelle, vollständige Impfung gemäß aktueller Impfempfehlung der STIKO. Leitsatz: so viel wie nötig, so wenig wie möglich.
Im Prinzip gilt: **keine Lebendimpfungen** (z.B. gegen Masern, Mumps, Röteln, Varizellen und Gelbfieber). Es sind jedoch keine Fruchtschädigungen nach versehentlicher Impfung bekannt, also stellt dies keine Indikation zum Schwangerschaftsabbruch dar.

Totimpfungen sind möglich (z.B. gegen FSME, Hib, Hepatitis A, Hepatitis B, Influenza, Polio, Tollwut, Tetanus, Diphtherie, Cholera, Meningokokken, Pertussis, Pneumokokken, Typhus). Tollwut- und Tetanusimpfung haben ggf. eine vitale Indikation für Mutter und Kind.

7.7 Impfungen in der Stillzeit

Es gibt keine Kontraindikation für Impfungen für Frauen in der Stillzeit! Auch Lebendimpfungen sind nicht kontraindiziert. Gegebenenfalls ist eine fehlende präkonzeptionelle Immunität zu ergänzen, speziell gegen Pertussis (Kokonstrategie).

7.8 Spezielles zu Impfungen bei Kindern

7.8.1 Grundimmunisierung gemäß STIKO-Empfehlung

Tetanus, Diphtherie, Polio, Hib, Hepatitis B, Pertussis, Mumps, Masern, Röteln (ab dem zwölften Lebensmonat), Varizellen, Meningokokken C, Pneumokokken (10 oder 13 valent; konjugiert)

7.8.2 Indikationsbezogene Impfungen

Impfungen mit Indikation			
FSME	Ab 1 Jahr	Masern	Bei speziellem Risiko vorziehen; ab 9 Mo
Gelbfieber	Ab 9 Mo	Varizellen	Bei speziellem Risiko vorziehen; ab 9 Mo
Grippe	Ab 6 Mo		
Hepatitis A	Ab 1 Jahr	Meningokokken	Ab 2 Jahre
Japan-B-Enzephalitis	Ab 1 Jahr	Pneumokokken	Ab 2 Jahre
Cholera oral	Ab 2 Jahre	Tollwut	Keine prinzipielle Altersbeschränkung, v.a. bei vitaler postexpositioneller Indikation; präexpositionell in jedem Alter möglich

7.9 Impfungen bei Splenektomie

Nach Milzentfernung oder angeborener Asplenie besteht ein erhöhtes Risiko für schwere Krankheitsverläufe bei Infektionen mit bekapselten Bakterien. Folglich sollten Impfungen gegen Pneumokokken, Haemophilus influenzae Typ b und Meningokokken erfolgen. Ebenfalls sollten die Patienten vor Influenza geschützt werden. Möglichst schon vor dem Eingriff sollten die Impfungen durchgeführt werden nämlich möglichst bis 21 d (spätestens 14 d) vor dem Eingriff; notfalls sind Impfungen bis zu 3 Tage vor OP-Termin möglich. Falls eine immunsuppressive Therapie geplant ist, sollte möglichst vor Beginn der immunsuppressiven Therapie geimpft werden bzw. 1–3 Monate nach Therapieende.

Falls erst nach Milzentfernung geimpft werden kann, sollte die Impfung frühestens 14 Tage nach OP erfolgen, soweit der Patient in einem stabilen Allgemeinzustand ist (Eine Antibiotikaprophylaxe mit Penicillin V 2 × 1 Mio IE p.o. wird nach stattgehabter invasiver Pneumokokkeninfektion für 1–2 Jahre bzw. bei fraglichem Impferfolg empfohlen. Bei nicht geimpften Patienten bzw. bei fraglichem Impferfolg sollte eine Stand-by-Therapie Amoxicillin/Clavulansäure 3 x 1 g p.o. erwogen werden: bei Fieber, Schüttelfrost, Krankheitsgefühl sollte die Therapie ggf. umgehend durch den Patienten begonnen werden.)

Impfschema bei Asplenie		
	Grundimmunisierung	Auffrischimpfung
Pneumokokken	• 1x Prevenar13 gefolgt im Abstand von 2 Monaten • 1x Pneumovax	Möglicherweise nach 5 Jahren
Meningokokken	• 2x Nimenrix im Abstand von 2 Monaten • + 2x Bexsero im Abstand von 1 Monat	• Nimenrix alle 5 Jahre • Bexsero bisher noch keine Erfahrungen
Haemophilus	Bei fehlender Grundimmunisierung ggf. nach Impfplan der STIKO	1x Act-Hib
Influenza	Jeweiliger saisonaler Impfstoff	

7.10 Reisemedizin

Eine individuelle Beratung des Reisenden ist unumgänglich und sollte von einem erfahrenen Arzt durchgeführt werden.

Neben dem Thema Impfungen sind auch Malariaprophylaxe und andere Gesundheitsrisiken Bestandteile der reisemedizinischen Beratung. Es wird hier der gesamte Impfstatus des Reisenden überprüft und individuell angepasst. Dabei können die Empfehlungen je nach Reiseart (Rucksack-, Pauschaltourist, Geschäftsreisender) und Reisedauer erheblich differieren. Der Begriff „Reiseimpfungen" ist nicht definiert, im Allgemeinen zählt man dazu Impfungen, die anlässlich einer Reise überprüft, empfohlen bzw. gegeben werden.

Man unterscheidet drei Gruppen von Impfungen:

1. Impfungen, die generell empfohlen werden (Impfkalender der STIKO)
2. Impfungen, die ggf. vorgeschrieben sind
3. Impfungen, die abhängig vom Risiko empfohlen werden

7.10.1 Impfungen, die generell empfohlen werden

Standardimpfungen, die der Reisende aufgrund seines Alters laut Impfkalender der STIKO (→ S. 69) haben sollte: Tetanus, Diphtherie, Poliomyelitis, Hepatitis B, Masern, ggf. Varizellen, Grippe, Pneumokokken).

7.10.2 Impfungen, die ggf. vorgeschrieben sind

Nach den internationalen Gesundheitsbestimmungen (International Health Regulations) ist eine Impfvorschrift bei Einreise in bestimmte Länder nur für Gelbfieber vorgesehen (meist bei Anreise aus Endemie- bzw. Infektionsgebieten). Dadurch soll die Verschleppung des Erregers verhindert werden. Außerdem können einzelne Länder auch Impfvorschriften für weitere Impfungen, z.B. gegen Meningokokken, Poliomyelitis und Cholera, erlassen. Wichtig für die individuelle Impfberatung ist auch die Reiseroute, denn schon ein Transitaufenthalt kann unter Umständen zu einer Impfpflicht für den Reisenden führen.

7.10.3 Impfungen, die abhängig vom Risiko empfohlen werden

Impfungen gegen: Hepatitis A und B, Typhus, Tollwut, Meningokokken, FSME, Japanische Enzephalitis und Gelbfieber (sofern nicht ohnehin vorgeschrieben). Bei diesen „Indikationsimpfungen" ist aufgrund der bei jeder Impfung möglichen Nebenwirkungen eine Nutzen-Risiko-Abschätzung erforderlich. Hierbei sind Reiseziel, Reiseroute, Reisedauer, Reisestil sowie ggf. berufliche Tätigkeiten und Freizeitaktivitäten zu berücksichtigen.

7.10.4 Besonderheiten

Gelbfieberimpfung

Darf zur Gültigkeit im internationalen Reiseverkehr nur von einer Impfstelle mit staatlicher Zulassung dokumentiert werden. Der Impfschutz beginnt 10 Tage und endet 10 Jahre nach der Impfung (Zeitabstand zur Abreise beachten!).

7.10.5 Malariaprophylaxe

Eine absolut sichere Prophylaxe gegen Malaria gibt es derzeit nicht!
Bei jeder fieberhaften Erkrankung muss (ggf. auch noch Jahre nach der Rückkehr) an die Möglichkeit einer Malariainfektion gedacht und eine sofortige Blutuntersuchung veranlasst werden.
Wesentliche Maßnahmen zum Schutz vor Malaria sind:

1. Vermeidung von Insektenstichen (Expositionsprophylaxe)
2. Einnahme von Malaria-Medikamenten (Chemoprophylaxe)
3. Malaria-Selbsttherapie („Stand-by")

1. Vermeidung von Insektenstichen (Expositionsprophylaxe)

Wichtigste Prophylaxemaßnahme! Dadurch auch Schutz vor anderen durch Arthropoden übertragenen Krankheiten (z.B. Dengue-Fieber).

Geeignete Schutzmaßnahmen:

- Anwendung von Moskitonetzen; ggf. imprägniert
- Einreiben unbedeckter Hautstellen mit mückenabweisenden Mitteln; Repellents mit den Wirkstoffen DEET (z.B. Anti Brumm® forte, NoBite®) oder Icaridin (z.B. Autan®)
- Tragen von hautbedeckender, heller Kleidung; ggf. imprägniert
- Aufenthalt in mückensicheren Räumen (Klimaanlage, Fliegengitter)
- Gegebenenfalls zusätzliche Verwendung von Insektenvertilgungsmitteln (Insektiziden) in Aerosolen, Verdampfern oder Räucherspiralen

2. Einnahme von Malaria-Medikamenten (Chemoprophylaxe)

Erwachsene (Prophylaxe)	
Atovaquon/Proguanil 250 mg/100 mg; Malarone®	1 Tablette pro Tag
Doxycyclin** 100 mg; diverse Präparate	1 Tablette pro Tag
Mefloquin 250 mg; Lariam® (nicht bei Schwangeren im 1. Trimenon)	1 Tablette pro Woche

Einnahmedauer

- Mefloquin 1 Woche vor Beginn der Reise, während dem Aufenthalt im Malariagebiet und noch 4 Wochen danach
- Atovaquon/Proguanil 1-2 Tage vor Einreise bis 7 Tage nach Aufenthalt im Malariagebiet
- Doxycyclin 1-2 Tage vor bis 4 Wochen nach Aufenthalt im Malariagebiet

Kinder (Prophylaxe)				
Gewicht in kg	**Alter in Monaten oder Jahren**	**Tabletten pro Woche**	**Tabletten pro Tag**	
		Mefloquin* 250 mg; Lariam®	Atovaquon/Proguanil 62,5 mg/25 mg; Malarone junior®	Doxycyclin** 100 mg; diverse Präparate
5-6	< 4 Mo	0,125	Nicht empfohlen	Nicht empfohlen
7-10	4-11 Mo	0,25	Nicht empfohlen	Nicht empfohlen
11-14	1-2 J	0,25	1	Nicht empfohlen
15-18	3-4 J	0,5	1	Nicht empfohlen
19-24	5-7 J	0,5	1 (> 20 kg KG: 2)	Nicht empfohlen

25-35	8-10 J	0,75	2 (> 30 kg KG: 3)	0,5
36-50	11-13 J	1	3 (> 40 kg KG: s. Tabelle Erwachsene)	0,75
> 50	> 13 J	1	S. Tabelle Erwachsene	1
Einnahmedauer s. Tabelle Erwachsene				
*Mefloquin erst ab 5 kg Körpergewicht und ab 3 Monaten (Lebensalter) verabreichen! Bei der Dosisangabe „Mefloquin 0,125" sollte eine viertel Tablette gelöst, die Hälfte getrunken und der Rest verworfen werden. **Doxycyclin ist in Deutschland als Mittel zur Malariaprophylaxe nicht zugelassen. Da die gute Wirksamkeit und Verträglichkeit des Mittels durch zahlreiche Studien belegt wird, ist ein "off-label use" prinzipiell möglich (z.B. bei Unverträglichkeit oder Kontraindikationen anderer Mittel). Den Reisenden auf die Tatsache der Nichtzulassung für diese Indikation hinweisen.				

In seltenen Fällen kann trotz konsequenter Medikamenteneinnahme eine Malaria auftreten. Es sollte daher innerhalb von 24 Stunden nach Fieberbeginn ein/e Arzt/Ärztin aufgesucht werden.
Eine Prophylaxe mit Chloroquin (Resochin®, Resochin® junior, Weimer®quin, Weimer®quin forte) wird aufgrund der Resistenzlage nicht mehr generell empfohlen. In Ausnahmefällen (z.B. Schwangerschaft) kann Chloroquin in Kombination mit Proguanil (Paludrine®) zur Prophylaxe verordnet werden (geringere Wirksamkeit beachten!).

3. Selbsttherapie („Stand-by")

Für Gebiete, in denen nur ein geringes Malariarisiko herrscht, wird neben dem konsequenten Mückenschutz die Mitnahme eines Medikaments zur Selbstbehandlung empfohlen. Ist ein/e Arzt/Ärztin innerhalb von 24 Stunden nicht erreichbar, sollte bei malariaverdächtigen Krankheitszeichen eine Selbsttherapie („Stand-by"-Behandlung) begonnen werden.
Die Selbsttherapie ersetzt die ärztliche Untersuchung nicht! Nach begonnener Selbsttherapie sollte ein medizinischer Dienst aufgesucht werden. Zur Selbsttherapie werden die im Folgenden genannten Medikamente empfohlen.

Erwachsene (Selbsttherapie)	
Atovaquon/Proguanil 250 mg/100 mg; Malarone®	An drei aufeinander folgenden Tagen je 4 Tbl. als Einmalgabe
Artemether/Lumefantrin 20 mg/120 mg; Riamet®	6 Dosen; je 4 Tbl. zu folgenden Zeitpunkten: sofort, nach 8, 24, 36, 48 und 60 h
Mefloquin 250 mg; Lariam®	Zu Beginn 3 Tbl., nach 6-8 h weitere 2 Tbl., bei KG > 60 kg nach weiteren 6-8 h 1 Tbl.

Kinder (Selbsttherapie)	
Atovaquon/Proguanil 62,5 mg/25 mg; Malarone junior®	
5 kg-8 kg KG	An 3 aufeinander folgenden Tagen je 2 Tbl. als Einmalgabe
9 kg-10 kg KG	An 3 aufeinander folgenden Tagen je 3 Tbl. als Einmalgabe
Atovaquon/Proguanil 250 mg/100 mg; Malarone®	
11 kg-20 kg KG	An 3 aufeinander folgenden Tagen je 1 Tbl. als Einmalgabe
21 kg-30 kg KG	An 3 aufeinander folgenden Tagen je 2 Tbl. als Einmalgabe
31 kg-40 kg KG	An 3 aufeinander folgenden Tagen je 3 Tbl. als Einmalgabe
> 40 kg KG	An 3 aufeinander folgenden Tagen je 4 Tbl. als Einmalgabe (Dosierung wie für Erwachsene)
Artemether/Lumefantrin 20 mg/120 mg; Riamet®	
5 kg - < 15 kg KG	Insgesamt 6 Dosen; je 1 Tbl. zu folgenden Zeitpunkten: sofort, nach 8, 24, 36, 48 und 60 h
15 kg - < 25 kg KG	Insgesamt 6 Dosen; je 2 Tbl. zu folgenden Zeitpunkten: sofort, nach 8, 24, 36, 48 und 60 h
25 kg - < 35 kg KG	Insgesamt 6 Dosen; je 3 Tbl. zu folgenden Zeitpunkten: sofort, nach 8, 24, 36, 48 und 60 h
≥ 35 kg KG	Insgesamt 6 Dosen; je 4 Tbl. zu folgenden Zeitpunkten: sofort, nach 8, 24, 36, 48 und 60 h (Dosierung wie für Erwachsene)

Mefloquin 250 mg; Lariam® Therapiebeginn: 15 mg/kg KG; eine weitere Dosis: 10 mg/kg KG nach 6-8 Stunden			
Gewicht in kg	Alter in Monaten oder Jahren	Dosierungsangabe in Tabletten	
		1. Dosis	2. Dosis
5-6	3-4 Mo	0,25	0,25
7-10	4-11 Mo	0,5	0,25-0,5
11-14	1-2 J	0,75	0,5

15-18	3-4 J	1	0,5-0,75
19-24	5-7 J	1,25-1,5	0,75-1
25-35	8-10 J	1,5-2	1-1,5
36-50	11-13 J	2-3	1,5-2
> 50	> 13 J	3	2

Chloroquin (Resochin®, Resochin® junior, Weimer®quin, Weimer®quin forte)

In Mittelamerika ist Chloroquin zur Therapie noch voll wirksam und kann zur Selbstmedikation eingesetzt werden. Dosierung gewichtsadaptiert für Erwachsene und Kinder: anfangs 16 mg Chloroquinposphat (entspricht 10 mg Chloroquin) pro kg KG, dann nach 6 Stunden sowie täglich für die nächsten 2-3 Tage je 8 mg Chloroquinphosphat (entspricht 5 mg Chloroquin) pro kg KG.

Generell gilt, dass bei Erbrechen der Medikamente innerhalb von 30 Minuten nach Gabe die komplette Dosis erneut zu geben ist. Wird 30-60 Minuten nach Einnahme erbrochen, ist die halbe Dosis nachzugeben. Wird später als 60 Minuten nach Tabletteneinnahme erbrochen, gilt die Dosis als aufgenommen und resorbiert, so dass eine Wiederholung nicht erforderlich ist.

Das Kombinationspräparat Piperaquintetraphosphat/Dihydroartemisinin (Eurartesim®) ist für die Selbstbehandlung nicht empfohlen, da bei diesem Präparat QT- Zeit-Verlängerungen häufiger und ausgeprägter auftreten als bei Vergleichssubstanzen.

7.10.6 Empfehlungen für einzelne Länder

Welche Impfungen bzw. medikamentösen Malariaprophylaxen für die einzelnen Länder empfohlen werden, kann orientierend aus der Tabelle → S. 81 entnommen werden. Von diesen Empfehlungen kann und soll im Einzelfall abgewichen werden; über Änderungen und ggf. Sonderbestimmungen können evtl. auch Reisebüros oder die jeweiligen Botschaften verbindliche Auskunft geben. Eine individuelle Beratung ist in jedem Fall ratsam.

Bedeutung der Abkürzungen (Impfungen/Malariaprophylaxe)

E: empfohlen; **ER:** empfohlen abhängig von Reisestil, Reisedauer, Reisegebiet; **GV:** generell vorgeschrieben; **V:** vorgeschrieben bei Einreise aus Endemiegebieten; **EV:** empfohlen und vorgeschrieben bei Einreise aus Endemiegebieten; **P:** Prophylaxe mit Mefloquin, Atovaquon/Proguanil oder Doxycyclin (in Deutschland nicht zur Malariaprophylaxe zugelassen); **CT:** Notfalltherapie Chloroquin; **T:** Notfalltherapie Mefloquin, Atovaquon/Proguanil oder Artemether/Lumefantrin; **A:** Notfalltherapie Atovaquon/Proguanil oder Artemether/Lumefantrin; **KP:** sehr geringes Malariarisiko in bestimmten Landesteilen, keine Prophylaxe empfohlen; **--:** kein Malariarisiko

7.10.7 Empfehlungen für Impfungen und Malariaprophylaxe in Reiseländern

Reiseland	Tetanus, Diphtherie	Poliomyelitis	Hepatitis A	Hepatitis B	FSME	Meningokokken	Tollwut	Gelbfieber	Typhus	Japan. Enzephalitis	Malariaprophylaxe
Ägypten	E	E	E	ER	-	ER	ER	V	ER	-	KP
Äquatorialguinea	E	E	E	ER	-	ER	ER	EV	ER	-	P
Äthiopien	E	E	E	ER	-	ER	ER	EV	ER	-	P
Afghanistan	E	E	E	ER	-	-	ER	V	E	-	T
Albanien	E	-	E	ER	ER	-	-	V	ER	-	-
Algerien	E	E	E	ER	-	-	ER	V	E	-	KP
Andorra	E	-	E	ER	-	-	-	-	-	-	-
Angola	E	E	E	ER	-	ER	ER	EV	ER	-	P
Antigua und Barbuda	E	-	E	ER	-	-	-	V	ER	-	-
Argentinien	E	-	E	ER	-	-	-	ER	ER	-	KP
Armenien	E	-	E	ER	-	-	ER	-	ER	-	KP
Aserbaidschan	E	-	E	ER	-	-	ER	-	ER	-	KP
Australien	E	-	ER	ER	-	-	-	V	-	-	-
Bahamas	E	-	E	ER	-	-	-	V	ER	-	LP
Bahrain	E	E	E	ER	-	-	-	V	ER	-	-
Bangladesch	E	E	E	ER	-	-	ER	V	E	ER	T
Barbados	E	-	E	ER	-	-	-	V	ER	-	-
Belgien	E	-	-	ER	-	ER	-	-	-	-	-
Belize	E	-	E	ER	-	-	ER	V	ER	-	CT
Benin	E	E	E	ER	-	ER	ER	GV	ER	-	P
Bhutan	E	E	E	ER	-	-	ER	V	E	ER	T
Bolivien	E	-	E	ER	-	-	ER	GV	ER	-	T
Bosnien und Herzegowina	E	-	E	ER	ER	-	ER	-	-	-	-
Botsuana	E	E	E	ER	-	-	ER	V	ER	-	P/T
Brasilien	E	-	E	ER	-	-	ER	EV	ER	-	P/T
Brunei	E	E	E	ER	-	-	-	V	ER	ER	-

	Tetanus, Diphtherie	Poliomyelitis	Hepatitis A	Hepatitis B	FSME	Meningokokken	Tollwut	Gelbfieber	Typhus	Japan. Enzephalitis	Malariaprophylaxe
Bulgarien	E	-	E	ER	ER	-	ER	-	-	-	-
Burkina Faso	E	E	E	ER	-	ER	ER	GV	ER	-	P
Burundi	E	E	E	ER	-	ER	ER	EV	ER	-	P
Chile	E	-	E	ER	-	-	ER	-	ER	-	-
China	E	E	E	ER	-	-	ER	V	ER	ER	T
Costa Rica	E	-	E	ER	-	-	ER	V	ER	-	CT
Dänemark	E	-	-	ER	-	-	-	-	-	-	-
Deutschland	E	-	-	ER	ER	-	-	-	-	-	-
Dominica	E	-	E	ER	-	-	-	V	ER	-	-
Dominikanische Rep.	E	-	E	ER	-	-	ER	-	ER	-	CT
Dschibuti	E	E	E	ER	-	ER	ER	V	ER	-	P
Ecuador	E	-	E	ER	-	-	ER	EV	ER	-	T
Elfenbeinküste	E	E	E	ER	-	ER	ER	GV	ER	-	P
Eritrea	E	E	E	ER	-	ER	ER	V	ER	-	P
El Salvador	E	-	E	ER	-	-	ER	V	ER	-	CT
Estland	E	-	E	ER	ER	-	ER	-	-	-	-
Fidschi	E	E	E	ER	-	-	-	V	ER	-	-
Finnland	E	-	-	ER	ER	-	-	-	-	-	-
Frankreich	E	-	-	ER	ER	-	ER	-	-	-	-
Französisch Guyana	E	-	E	ER	-	-	ER	GV	ER	-	P/T
Französisch Polynesien	E	-	E	ER	-	-	-	V	ER	-	-
Gabun	E	E	E	ER	-	ER	ER	GV	ER	-	P
Gambia	E	E	E	ER	-	ER	ER	EV	ER	-	P
Georgien	E	-	E	ER	-	-	ER	-	ER	-	KP
Ghana	E	E	E	ER	-	ER	ER	GV	ER	-	P
Grenada	E	-	E	ER	-	-	-	V	ER	-	-
Griechenland	E	-	E	ER	ER	-	-	-	-	-	-

	Tetanus, Diphtherie	Poliomyelitis	Hepatitis A	Hepatitis B	FSME	Meningokokken	Tollwut	Gelbfieber	Typhus	Japan. Enzephalitis	Malariaprophylaxe
Großbritannien	E	-	-	ER	-	ER	-	-	-	-	-
Grönland	E	-	-	ER	-	-	-	-	-	-	-
Guadeloupe (Frankreich)	E	-	E	ER	-	-	-	-	ER	-	-
Guatemala	E	-	E	ER	-	-	ER	V	ER	-	CT
Guinea	E	E	E	ER	-	ER	ER	EV	ER	-	P
Guinea-Bissau	E	E	E	ER	-	ER	ER	EV	ER	-	P
Guyana	E	-	E	ER	-	-	ER	EV	ER	-	P/T
Haiti	E	E	E	ER	-	-	-	V	ER	-	CT
Honduras	E	-	E	ER	-	-	ER	V	ER	-	CT
Indien	E	E	E	ER	-	-	EV	V	E	ER	T
Indonesien (West + Bali)	E	E	E	ER	-	-	ER	V	E	ER	T
Indonesien (östlich v. Bali)	E	E	E	ER	-	-	ER	V	E	ER	P
Irak	E	E	E	ER	-	-	ER	V	ER	-	CT
Iran	E	E	E	ER	-	-	ER	V	E	-	T/-
Irland	E	-	-	ER	-	-	-	-	-	-	-
Island	E	-	-	ER	-	-	-	-	-	-	-
Israel	E	-	E	ER	-	-	-	-	ER	-	-
Italien	E	-	ER	ER	ER	-	-	-	-	-	-
Jamaika	E	-	E	ER	-	-	-	V	ER	-	KP
Japan	E	E	ER	ER	-	-	-	-	-	ER	-
Jemen	E	E	E	ER	-	-	ER	V	ER	-	T
Jordanien	E	E	E	ER	-	-	ER	V	ER	-	-
Kambodscha	E	E	E	ER	-	-	ER	V	E	ER	A
Kamerun	E	E	E	ER	-	ER	ER	GV	ER	-	P
Kanada	E	-	-	ER	-	-	ER	-	-	-	-
Kap Verde	E	E	E	ER	-	-	-	V	ER	-	KP
Kasachstan	E	-	E	ER	-	-	ER	V	ER	-	-

	Tetanus, Diphtherie	Poliomyelitis	Hepatitis A	Hepatitis B	FSME	Meningokokken	Tollwut	Gelbfieber	Typhus	Japan. Enzephalitis	Malariaprophylaxe
Katar	E	E	E	ER	-	-	-	-	ER	-	-
Kenia	E	E	E	ER	-	ER	ER	EV	ER	-	P
Kirgistan	E	-	E	ER	-	-	ER	-	ER	-	KP
Kiribati	E	-	E	ER	-	-	-	V	ER	-	-
Kolumbien	E	-	E	ER	-	-	ER	ER	ER	-	T
Komoren	E	E	E	ER	-	-	-	-	ER	-	P
Kongo, Republik	E	E	E	ER	-	ER	ER	GV	ER	-	P
Kongo, Demokratische Rep.	E	E	E	ER	-	ER	ER	GV	ER	-	P
Kroatien	E	-	E	ER	ER	-	ER	-	ER	-	-
Kuba	E	-	E	ER	-	-	ER	-	ER	-	-
Kuwait	E	E	E	ER	-	-	-	-	ER	-	-
Laos	E	E	E	ER	-	-	ER	V	ER	ER	A
Lesotho	E	E	E	ER	-	-	ER	V	ER	-	-
Lettland	E	-	E	ER	ER	-	ER	-	-	-	-
Libanon	E	E	E	ER	-	-	-	V	ER	-	-
Liberia	E	E	E	ER	-	ER	ER	GV	ER	-	P
Libyen	E	E	E	ER	-	-	ER	V	ER	-	-
Liechtenstein	E	-	-	ER	ER	-	-	-	-	-	-
Litauen	E	-	E	ER	ER	-	ER	-	-	-	-
Luxemburg	E	-	-	ER	-	-	ER	-	-	-	-
Macau (China)	E	E	E	ER	-	-	ER	-	ER	-	-
Madagaskar	E	E	E	ER	-	-	ER	V	ER	-	P
Malawi	E	E	E	ER	-	ER	ER	V	ER	-	P
Malaysia	E	E	E	ER	-	-	ER	V	ER	ER	T
Malediven	E	E	E	ER	-	-	-	V	ER	-	-
Mali	E	E	E	ER	-	ER	ER	GV	ER	-	P
Malta	E	-	E	ER	-	-	-	V	-	-	-

	Tetanus, Diphtherie	Poliomyelitis	Hepatitis A	Hepatitis B	FSME	Meningokokken	Tollwut	Gelbfieber	Typhus	Japan. Enzephalitis	Malariaprophylaxe
Marokko	E	E	E	ER	-	-	ER	-	ER	-	KP
Marshallinseln	E	-	E	ER	-	-	-	-	ER	-	-
Martinique (Frankreich)	E	-	E	ER	-	-	-	-	ER	-	-
Mauretanien	E	E	E	ER	-	-	ER	V	E	-	P
Mauritius	E	E	E	ER	-	-	-	V	ER	-	KP
Mayotte (Frankreich)	E	E	E	ER	-	-	-	-	ER	-	P
Mazedonien	E	-	E	ER	-	-	ER	-	ER	-	-
Mexiko	E	-	E	ER	-	-	ER	-	ER	-	CT
Mikronesien	E	E	E	ER	-	-	-	-	ER	-	-
Moldawien	E	-	E	ER	ER	-	ER	-	ER	-	-
Monaco	E	-	E	ER	-	-	-	-	-	-	-
Mongolei	E	E	E	ER	-	-	ER	-	ER	-	-
Montenegro	E	-	E	ER	ER	-	ER	-	ER	-	-
Mosambik	E	E	E	ER	-	ER	ER	V	ER	-	P
Myanmar	E	E	E	ER	-	-	ER	V	ER	-	A
Namibia	E	E	E	ER	-	-	ER	V	ER	-	P/T
Nauru	E	E	E	ER	-	-	-	V	ER	-	-
Nepal	E	E	E	ER	-	ER	ER	V	E	ER	T
Neuseeland	E	-	ER	ER	-	-	-	-	-	-	-
Nicaragua	E	-	E	ER	-	-	ER	V	ER	-	CT
Niederlande	E	-	-	ER	-	ER	-	-	-	-	-
Niederländische Antillen	E	-	E	ER	-	-	-	V	ER	-	-
Niger	E	E	E	ER	-	ER	ER	GV	ER	-	P
Nigeria	E	E	E	ER	-	ER	ER	EV	ER	-	P
Niue	E	-	E	ER	-	-	-	-	ER	-	-
Nordkorea	E	E	E	ER	-	-	ER	V	ER	ER	KP
Norwegen	E	-	-	ER	ER	-	-	-	-	-	-

	Tetanus, Diphtherie	Poliomyelitis	Hepatitis A	Hepatitis B	FSME	Meningokokken	Tollwut	Gelbfieber	Typhus	Japan. Enzephalitis	Malariaprophylaxe
Österreich	E	-	-	ER	ER	-	ER	-	-	-	-
Oman	E	E	E	ER	-	-	ER	V	ER	-	KP
Pakistan	E	E	E	ER	-	-	ER	V	E	ER	T
Palau	E	-	E	ER	-	-	-	-	E	-	-
Palästinensische Gebiete	E	E	E	ER	-	-	-	-	ER	-	-
Panama	E	-	E	ER	-	-	ER	EV	ER	-	T
Papua-Neuguinea	E	E	E	ER	-	-	-	V	ER	ER	P
Paraguay	E	-	E	ER	-	-	ER	EV	ER	-	CT
Peru	E	-	E	ER	-	-	ER	EV	ER	-	T
Philippinen	E	E	E	ER	-	-	ER	V	E	ER	T
Polen	E	-	E	ER	ER	-	ER	-	-	-	-
Portugal	E	-	E	ER	-	-	-	V	-	-	-
Puerto Rico	E	-	E	ER	-	-	-	-	ER	-	-
Reunion (Frankreich)	E	E	E	ER	-	-	-	V	ER	-	-
Ruanda	E	E	E	ER	-	ER	ER	GV	ER	-	P
Rumänien	E	-	E	ER	ER	-	ER	-	ER	-	-
Russland	E	E	E	ER	ER	-	ER	-	ER	ER	-
Salomonen	E	-	E	ER	-	-	-	V	ER	-	P
Sambia	E	E	E	ER	-	-	ER	-	ER	-	P
Samoa	E	-	E	ER	-	-	-	V	ER	-	-
San Marino	E	-	E	ER	-	-	-	-	-	-	-
Sao Tomé und Principe	E	E	E	ER	-	-	-	GV	ER	-	P
Saudi-Arabien	E	EV	E	ER	-	GV	-	V	ER	-	T
Schweden	E	-	-	ER	ER	-	-	-	-	-	-
Schweiz	E	-	-	ER	ER	-	-	-	-	-	-
Senegal	E	E	E	ER	-	ER	ER	EV	ER	-	P
Serbien	E	-	E	ER	ER	-	ER	-	ER	-	-

	Tetanus, Diphtherie	Poliomyelitis	Hepatitis A	Hepatitis B	FSME	Meningokokken	Tollwut	Gelbfieber	Typhus	Japan. Enzephalitis	Malariaprophylaxe
Seychellen	E	-	E	ER	-	-	-	V	ER	-	-
Sierra Leone	E	E	E	ER	-	ER	ER	GV	ER	-	P
Simbabwe	E	E	E	ER	-	-	ER	V	ER	-	P/T
Singapur	E	E	E	ER	-	-	-	V	ER	-	-
Slowakei	E	-	E	ER	ER	-	ER	-	-	-	-
Slowenien	E	-	E	ER	ER	-	ER	-	-	-	-
Somalia	E	E	E	ER	-	ER	ER	EV	ER	-	P
Spanien	E	-	E	ER	-	ER	-	-	-	-	-
Sri Lanka	E	E	E	ER	-	-	ER	V	E	ER	T
St. Kitts und Nevis	E	-	E	ER	-	-	-	V	ER	-	-
St- Lucia	E	-	E	ER	-	-	-	V	ER	-	-
St. Vincent u. die Grenadinen	E	-	E	ER	-	-	-	V	ER	-	-
Sudan	E	E	E	ER	-	ER	ER	EV	ER	-	P
Südafrika	E	E	E	ER	-	-	ER	V	ER	-	P/T
Südkorea	E	E	E	ER	-	-	ER	-	ER	ER	KP
Suriname	E	-	E	ER	-	-	ER	EV	ER	-	P/T
Swasiland	E	E	E	ER	-	-	ER	V	ER	-	P/T
Syrien	E	E	E	ER	-	-	ER	V	ER	-	KP
Tadschikistan	E	-	E	ER	-	-	ER	-	ER	-	KP
Taiwan	E	E	E	ER	-	-	-	-	ER	ER	-
Tansania	E	E	E	ER	-	ER	ER	EV	ER	-	P
Thailand	E	E	E	ER	-	-	ER	V	ER	ER	A
Timor-Leste	E	E	E	ER	-	-	ER	V	E	-	P
Togo	E	E	E	ER	-	ER	ER	GV	ER	-	P
Tonga	E	-	E	ER	-	-	-	V	ER	-	-
Trinidad und Tobago	E	-	E	ER	-	-	-	EV	ER	-	-
Tschad	E	E	E	ER	-	ER	ER	EV	ER	-	P

	Tetanus, Diphtherie	Poliomyelitis	Hepatitis A	Hepatitis B	FSME	Meningokokken	Tollwut	Gelbfieber	Typhus	Japan. Enzephalitis	Malariaprophylaxe
Tschechien	E	-	E	ER	ER	-	ER	-	-	-	-
Tunesien	E	E	E	ER	-	-	ER	V	E	-	-
Turkmenistan	E	-	E	ER	-	-	ER	-	ER	-	KP
Turks- und Caicosinseln	E	-	E	ER	-	-	-	V	ER	-	-
Tuvalu	E	-	E	ER	-	-	-	-	ER	-	-
Türkei	E	-	E	ER	-	-	ER	-	ER	-	KP
Uganda	E	E	E	ER	-	ER	ER	EV	ER	-	P
Ukraine	E	-	E	ER	ER	-	ER	-	ER	-	-
Ungarn	E	-	E	ER	ER	-	ER	-	-	-	-
Uruguay	E	-	E	ER	-	-	-	V	ER	-	-
USA	E	-	-	ER	-	-	ER	-	-	-	-
Usbekistan	E	-	E	ER	-	-	ER	-	ER	-	KP
Vanuatu	E	-	E	ER	-	-	-	V	ER	-	T
Vatikanstadt	E	-	-	ER	-	-	-	-	-	-	-
Venezuela	E	-	E	ER	-	-	ER	E	ER	-	T
VAE	E	E	E	ER	-	-	-	-	ER	-	-
Vietnam	E	E	E	ER	-	ER	ER	V	ER	ER	A
Weißrussland	E	-	E	ER	ER	-	ER	-	ER	-	-
Zentralafrikanische Rep.	E	E	E	ER	-	ER	ER	GV	ER	-	P
Zypern	E	-	E	ER	-	-	-	-	-	-	-

8 Impftechnik

8.1 Bedeutung

Die Impf- und Injektionstechnik wirkt sich auf den Impferfolg, die lokalen Nebenwirkungen, die Akzeptanz, die lokale Gewebsschädigung und die lokale Infektion durch Impfungen aus. Der Impferfolg hängt auch davon ab, ob der Impstoff gemäß der Herstellervorschrift und der Zulassung korrekt appliziert wird. Falsche Applikation kann den Impferfolg abschwächen oder in Frage stellen.

8.2 Applikationen

Es existieren folgende Applikationsarten für Impfungen: oral, intrakutan (i.c.), subkutan (s.c.), intramuskulär (i.m.)

- **Oral:** in aller Regel unkompliziert als Schluckimpfung.
- **Intrakutan:** spezielle Technik bei der in Deutschland nicht mehr empfohlenen BCG-Tuberkuloseimpfung; lokale Nekrosen vor allem bei versehentlicher Subkutanimpfung oder falscher Impftechnik.
- **Subkutan:** in die Hautfalte des (nicht dominanten) dorsalen Oberarms.
- **Intramuskulär:** Standardimpfstelle ist der M. deltoideus, weil verletzliche anatomische Strukturen, z.B. Nerven, anatomisch entfernt liegen. Bei Rechtshändern wäre der linke Arm, bei Linkshändern der rechte Arm zu bevorzugen. Alternativ, z.B. bei Hypoplasie im Säuglingsalter oder bei Atrophie (z.B. Paresen), kommt der M. vastus lateris (mittleres Drittel) am Oberschenkel in Frage. Alternativ dient der M. triceps als Injektionsstelle.

Bei notwendiger simultaner Mehrfachimpfung, z.B. vor „Last-Minute"-Reisen, können die Injektionen auf beide Arme verteilt werden. Mehrere Injektionen können auch in denselben Arm erfolgen, allerdings mit evtl. erhöhtem Risiko von lokalen Nebenreaktionen (Aufklärung des Impflings!). Anderseits kann man evtl. sogar mit einem Verstärkungseffekt rechnen, so kann man gelegentlich bei Non-Responder eine Immunreaktion erreichen, wenn man gleichzeitig mit dem Hepatitis-B-Impfstoff Grippeimpfstoff an die gleiche Stelle injiziert (sog. Konjugationseffekt).

Praktische Ratschläge zur Vermeidung von Komplikationen

- **Bei allen Injektionstechniken:** hygienische Hautdesinfektion (bevorzugt mit alkoholischen Präparaten)
- **Trockene Haut**
  - Wegen Vollständigkeit der hygienischen Desinfektion
  - Um lokale Nebenwirkungen im Stichkanal durch Desinfektionsmittel zu vermeiden

- **Trockene Nadel**
  - Aus Gründen der hygienischen Handhabung zum Aufziehen und zur Injektion je eine extra Nadel benutzen
  - Eine Entlüftung der Spritze ist nicht zwingend erforderlich, wird aber von manchen Herstellern zur Gewährleistung einer korrekten Aspirationskontrolle empfohlen
  - Impfstoffbenetzung der Nadel (speziell mit Aluminiumhydroxid) kann im Stichkanal zu lokalen Reaktionen führen
- **Impfstoff** erst vor Impfung direkt aus dem Kühlschrank nehmen; ggf. wärmen (in der Hand), da kalte Impfstoffe unangenehme Reize verursachen
- **Nadel** nicht zu dünn (harter Injektionsstrahl schmerzt), z.B. G16 oder G18; bei langsamer Injektion auch dünner möglich (G20); bei Ängstlichen und Kindern jedoch eher schnell injizieren
- **Injektionstechnik:** Deltamuskel bewusst entspannt hängen lassen; Ablenkmanöver, z.B. Husten bei ängstlichen Patienten und Kindern; zuverlässige Fixation (evtl. durch Hilfsperson) von Kindern (besser als erforderliche zweite Injektion); bestimmte Injektionstechnik (zögerliches, verhaltenes „Einbohren" verursacht mehr Schmerzen); leichtes Einmassieren mit Tupfer; zum Schluss Stichkanal mit Pflaster bedecken:
  - Zum Schutz vor Kontamination
  - Auch zum Schutz der Kleidung
  - Bei Kindern (und Erwachsenen) wegen „Spiritualität der Heilbehandlung"

8.3 Impfung bei Antikoagulation

8.3.1 Heparintherapie

Impfung wie üblich. Auch während einer Therapie mit den neueren oralen Antikoagulantien (Rivaroxaban, Dabigatran) gibt es keine Kontraindikation für die i.m. Injektion von Impfstoffen.

8.3.2 Marcumarpatienten

- Im Prinzip ist eine Impfung subkutan möglich (ggf. Zulassung beachten); aus praktischer Sicht anzuraten, ist eine dünne z.B. 18er- oder 20er-Nadel, sanfte Injektionstechnik (langsamer Injektionsstrahl) und anschließend verlängerte Kompression der Impfstelle.
- Die Erfahrung zeigt, dass prinzipiell auch eine intramuskuläre Impfung möglich ist. Eine kurzfristige Umstellung auf Heparine ist unverhältnismäßig, was die Kosten und den Aufwand betrifft. Eine Diskontinuität der Antikoagulation ist immer auch mit einer erhöhten Emboliegefahr für den Patienten verbunden.

9 Impfaufklärung

Wichtiger Teil der Impfleistung; es handelt sich um eine Arztleistung (ggf. unterstützt durch Mitarbeiter).

Art der Aufklärung	
Wer?	Impfling oder ein Sorgeberechtigter; Jugendliche je nach Reife (in der Regel ab 16 Jahre) selbst
Wie?	Standardisierte (Merkblätter s.u.), schriftliche Impfaufklärung und Gesprächsmöglichkeit
Wann?	Direkt vor der Impfung; am gleichen Tag ohne erforderliche Bedenkzeit ausreichend; keine erneute Aufklärung bei Folgeimpfung erforderlich (Ausnahme: Impfreaktion)
Was?	• Anamnese, speziell Impfanamnese (z.B. welche Vorimpfungen bereits bestehen)/Allergiedisposition/evtl. frühere Reaktion auf Impfungen • Information über die zu verhütende Krankheit • Nutzen der Impfung • Kontraindikationen • Durchführung • Verhalten nach der Impfung • Mögliche Nebenwirkungen und Komplikationen • Beginn und Dauer des Impfschutzes • Auffrischimpfungen

Die schriftliche Bestätigung der Aufklärung ist nicht unbedingt erforderlich, aber hilfreich; eine Dokumentation der Aufklärung in den Unterlagen des Arztes (Patientenakte) ist ausreichend (s. Abbildung auf Umschlagseite 2: Zur Dokumentation der Impfaufklärung).

Merkblätter zur Aufklärung

- Forum impfender Ärzte (www.forum-impfen.de): kostenloser Download (und mehr) nach Registrierung
- Deutsches Grünes Kreuz (www.dgk.de): kostenpflichtige Broschüren und mehr

10 Impfdokumentation

Die Vorgaben sind im IfSG § 22 geregelt. Eine fehlende Dokumentation ist im Impfalltag ein häufiges Problem.

Dokumentation im Impfbuch	
• Krankheiten, gegen die geimpft wurde • Datum • Impfstoff (Handelsname)	• Impfdosis • Chargennummer des Impfstoffs • Stempel und Unterschrift des Arztes
Außerdem: Dokumentation von Impfungen mit Chargennummer (und Aufklärung) im Behandlungsdokument (Patientenakte)	

- Jeder Ausweis gemäß IfSG-Richtlinien und WHO ist als Dokument akzeptabel.
- Impfdokumente bleiben erhalten und werden nicht verändert!
- Eintragungen neuer Impfungen in bestehendes Impfbuch sind möglich.
- Umtragungen in neues Impfbuch ist nur mit dem eindeutigen Hinweis statthaft, dass es sich um eine Übertragung handelt.

Bei Verlust des Impfbuchs kann die Erstellung eines neuen Impfausweises aus der Dokumentation des Haus- oder Kinderarztes sinnvoll sein (kostenpflichtig für Impfling).

In wenigen Ausnahmen, wenn der Schaden der Impfung im Einzelfall als erheblich eingeschätzt wird und das Erkrankungsrisiko je nach Reiseroute und Reiseart gering ist, kann ein Impfbefreiungszeugnis in englischer (exemption certificate, → S. 93) und in französischer (certificat d'exception, → S. 93) Sprache unter Angabe von Gründen ausgestellt werden, was im Allgemeinen akzeptiert wird. Eine Verpflichtung der kontrollierenden Instanz zur Anerkennung der Zertifikate besteht nicht, so dass im Extremfall Einreise, Nachimpfung, Quarantäne oder Ausweisung verfügt werden kann. Hier muss der Impfling über diese rechtliche Situation aufgeklärt werden. Man sollte diesen Vorgang gut dokumentieren.

Beispiele:

- Senioren (> 60 Jahre), die wegen einer Schiffsreise mit Panamakanalpassage oder einer Reise von Mombasa zu den Seychellen eine Erstimpfung gegen Gelbfieber erhalten sollten
- Schwangere

10.1 Impfungen mit einem in Deutschland nicht zugelassenen Impfstoff

Wenn bei Verwendung von empfohlenen Impfungen Nebenwirkungen entstehen und dadurch evtl. Regressansprüche an den Impfarzt gestellt würden, so kann diese

Forderung an das zuständige Gesundheitsministerium des Landes weitergeleitet werden. Dies gilt allerdings nicht in solchen Ausnahmefällen, wo ein Impfstoff appliziert wurde, der in Deutschland nicht zugelassen ist. In solchen Fällen ist eine dezidierte Impfdokumentation ratsam (s. Formular Innenseite Rückseite).

10.2 Impfbefreiungszeugnis

Exemption certificate

I certify, that --
Mr/Mrs/Miss --
born ----------------- is suffering from ------------ /is pregnant.
Vaccination against -------------- has therefore been refused for medical reasons, according to the World Health Organization Official Record No. 56, page 54 (1954).
Mr/Mrs/Miss --------- has lived in ------ until his/her departure to ------

(Beglaubigungsstempel) Signature (Unterschrift)

Certificat d'exception

Je certifie, que
Monsieur/Madame/Mademoiselle --------------------------------
né(e) ------------------ est attaint(e) de ------------ /est enceinte.
La vaccination contre -------------- a été refusé pour cause médicale conformément aux Actes Officiels de l'Organisation Mondiale de la Santé, no 56, page 54 (1954).
La personne mentionée ci-dessus a vecu
en --
jusqu'a son départ à --

(Beglaubigungsstempel) Signature (Unterschrift)

11 Zwischenfälle und Notfälle bei Impfungen

Notfälle bei Impfungen sind selten! Allergische Reaktionen bis hin zum anaphylaktischen Schock sind jedoch möglich. Auch deshalb dürfen Impfungen nur von Ärzten vorgenommen werden. Wird die technische Durchführung an eine Arzthelferin delegiert, muss der Arzt unmittelbar erreichbar sein.
Die Notfallausstattung zur Beherrschung von akuten Zwischenfällen muss in der Impfpraxis/Ambulanz vorhanden sein. Die Ausstattung sollte je nach Ausbildung des Arztes, Nähe zur ergänzenden notfallmedizinischen Infrastruktur und möglichen Patienten (Kinder!) differenziert werden.

11.1 Vorsorge/Ausstattung

Das Equipment (s. Tabelle unten) muss regelmäßig (mindestens alle 3 Monate) gemäß der Qualitätskriterien (QM) und nach jedem Gebrauch gemäß Checkliste auf Funktion, Haltbarkeit, Verfallsdatum und Vollständigkeit überprüft werden. Arzt und Mitarbeiter sollten regelmäßig (mindestens alle 3 Jahre) in Notfallmaßnahmen zur Beherrschung von möglichen Zwischenfällen geschult werden.

Equipment für die Impfsprechstunde	
• Notrufnummer als Schild oder Aufkleber • Checkliste Inhalt • Liste mit Prüfdatum und Prüfer	
Mindestausstattung in Koffer/Tasche (gut erreichbar)	
• Beatmungsbeutel • Beatmungsmasken (verschiedene Größen) • Güdel-Tuben (verschiedene Größen) • Desinfektionsmittel • Spritzen 2 ml, 5 ml, 10 ml • Injektionsnadeln • Infusionsbestecke (verschiedene Größen, auch großlumige) • Sterile Pflaster zur Fixation • Kristalloide Infusionslösungen (NaCl 0,9% und Ringer-Laktat)	• Kolloidale Infusionslösung (z.B. HAES 6%) • Adrenalin 1 : 1.000 (5 Amp., 1 ml) • NaCl 0,9% (5 Amp., 10 ml) • H_1-Antagonist: z.B. Tavegil® (Clemastin), Fenistil® (Dimentindenmaleat) • H_2-Antagonist: z.B. Tagamet® (Cimetidin) • Glucocorticoide: z.B. Solu-Decortin® 250 (4 x) • Theophillin: z.B. Bronchoparat(®)
Fakultativ	
• Intubationsbesteck mit verschiedenen Spatelgrößen • Endotrachealtuben (verschiedene Größen) • Koniotomiebesteck	• Larynxmasken • Material zur Blockung und Fixation • Sauerstoff • Defibrillator

11.2 Symptome der Allergie/Anaphylaxie

Bei Impfungen muss vor allem mit der wesentlich häufigeren vasovagalen Synkope oder mit vegetativen Angstreaktionen bis hin zur Hyperventilation gerechnet werden.
Sorgfältige klinische Verlaufskontrollen, vor allem zur Abgrenzung von anaphylaktischen Reaktionen, sind erforderlich. Wichtige Hinweise zu Allergien und atopischer Disposition ergeben sich schon aus der Anamnese.
Bei Impfungen ist das Impfagens sehr selten allergisierend; meistens sind das die Adjuvantien oder Reststoffe der Herstellung (Antibiotika, Hühnereiweiß etc.).
Gegebenenfalls spätere Austestung, welches Antigen für die allergische Reaktion verantwortlich war.

Stadien/Schweregradskala zur Klassifizierung anaphylaktischer Reaktionen (modifiziert nach Ring, Messmer und Tryba)

Grad	Haut	Abdomen	Respirationstrakt	Herz-Kreislauf
I	Juckreiz, Flash, Urtikaria, Angioödem			
II	Juckreiz, Flash, Urtikaria, Angioödem (nicht obligat)	Nausea, Krämpfe	Rhinorrhoe, Heiserkeit, Dyspnoe, Arrhythmie	Tachykardie (Anstieg > 20/min), Hypotonie (Abfall > 20 mmHg systolisch)
III	Juckreiz, Flash, Urtikaria, Angioödem (nicht obligat)	Erbrechen, Defäkation	Larynxödem, Bronchospasmus, Zyanose	Schock
IV	Juckreiz, Flash, Urtikaria, Angioödem (nicht obligat)	Erbrechen, Defäkation	Atemstillstand	Kreislaufstillstand

11.3 Therapie

Die Maßnahmen richten sich nach der Ausprägung der Symptome. Leichte Symptome wie Juckreiz können unter sorgfältiger Beobachtung mit ergänzender oraler Therapie behandelt werden.
Wegen der möglichen schnellen Verschlechterung des Zustands sollte rechtzeitig ein großlumiger i.v.-Zugang für eine erweiterte antiallergischer Therapie gelegt werden.

Bei Stufe I: sorgfältige Beobachtung und ggf. Beginn mit Intervention (s.u.)
Bei Stufen II-IV: stationäre Einweisung mit Notarztbegleitung

Akutversorgungsmaßnahmen

- Stopp der Zufuhr des allergischen Agens
- Gegebenenfalls bei Subkutanimpfungen/Insektenstich Hyposensibilisierung mit 0,1-0,2 mg Adrenalin perifokal
- Zuverlässiger venöser, möglichst großlumiger i.v.-Zugang
- Sauerstoffzufuhr
- Flachlagerung (Ausnahme Lungenödem und Dyspnoe bei Bronchospasmus → Trendelenburg-Lagerung)
- Sicherung der Atmung und Atemwege; ggf. Beatmung, Intubation oder Koniotomie bei Larynxödem
- Großzügige Volumenzufuhr (kristalloid vor kolloid), z.B. Erwachsene 2.000 ml/30 min
- Bei Hinweis auf Hypotension: Adrenalin 0,1 mg in 10 ml NaCl 0,9%; alternativ 0,3-0,5 mg i.m. (lateraler Oberschenkel)
- Bei Bronchospasmus
  - Entweder inhalative Therapie mit β_2-Adrenozeptor-Agonisten (Salbutamol, Fenoterol, Salmeterol; Formoterol)
  - Oder: i.v.-Zugang und Monitoring; ggf. Theophillin 0,24-0,48 i.v.
- H_1- und H_2-Antagonisten, z.B. 8 mg Dimentidenmaleat (Fenestil®) und 400 mg Cimetidin [Tagamet®]
- Hochdosissteroidgabe: 250-1.000 mg Prednisolonäquivalent
- Gegebenenfalls kardiopulmonale Reanimation

Merke: Volumen und Adrenalin sind das Dringlichste bei bedrohlicher Situation, alle andere Maßnahmen haben (etwas) Zeit.

12 Abrechnung von Impfungen

12.1 Allgemeines

Die prinzipielle Möglichkeit der Abrechnung von bestimmten Impfungen durch die GKV wird vom Gemeinsamen Bundesausschuss der gemeinsamen Selbstverwaltung der Ärzte, Zahnärzte, Psychotherapeuten, Krankenhäuser und Krankenkassen in Deutschland beschlossen. Die Empfehlungen der STIKO werden nicht immer identisch übernommen; deswegen sollte ggf. die Schutzimpfungsrichtlinie des Gemeinsamen Bundesausschusses über Schutzimpfungen nach § 20d Abs. 1 SGB V (Schutzimpfungs-Richtlinie/SI-RL) (derzeit gilt die Fassung vom 21. Juni 2007/18. Okt. 2007, veröffentlicht im Bundesanzeiger 2007, Nr. 224 (S.8 154), zuletzt geändert am 18. Oktober 2012, veröffentlicht im Bundesanzeiger BAnz AT 13.03.2013 B4, in Kraft getreten am 14. März 2013) konsultiert werden (www.g-ba.de).
Gemäß der Berufsordnung ist für eine ärztliche Leistung ein angemessenes Honorar zu verlangen. Grundlage hierfür ist die GOÄ (Gebührenordnung für Ärzte).
In Deutschland sind für die Abrechnung folgende Unterscheidungen über den Kostenträger zu treffen:

Gebührenordnung für Ärzte (GOÄ)

- Privatversicherte (PKV) und andere
- Versicherte in der PKV mit Basistarif
- Krankenversicherung der Bahn (KVB)
- Postbeamtenkrankenkasse B (POST B)
- Individuelle Gesundheitsleistung (IGEL), z.B. Reiseimpfungen

Gesetzlich Krankenversicherte (GKV)

- Einheitlicher Bewertungsmaßstab (EBM)
- Impfvereinbarung mit gesetzlichen Krankenkassen

Berufsgenossenschaften (BG)

Bei Versorgung nach Arbeitsunfällen und bei Berufskrankheit.

Freie Vereinbarung

Beispielsweise im Rahmen der Arbeitsmedizinischen Betreuung.
Für alle Gebührenordnungen und Abrechnungsbestimmungen muss formuliert werden, dass sie wegen ihrer Komplexität, teilweiser Überalterung, fehlender Revision und Bestimmungen zum gegenseitigen Ausschluss von Leistungen vor allem für den gelegentlichen Anwender unübersichtlich, sehr schwierig und damit fehleranfällig sind. Hieraus ergibt sich ein Konfliktpotential mit den Kostenpflichtigen selbst bzw. den Assekuranzen und Beihilfestellen als Kostenerstatter.
Andererseits können die folgenden Darlegungen durch sich rasch veränderte Bestimmungen ihre Gültigkeit verlieren. Deshalb sollte man Änderungen regelmäßig überprüfen.

Für Patienten der GKV kann ein Arzt bestimmte Impfstoffe zur Bevorratung in der Praxis per Kassenrezept als Sprechstundenbedarf besorgen. Einzelheiten sind durch die Länder-KVen geregelt.
Für BG-Patienten sowie Privatpatienten werden im Allgemeinen Einzelrezepte ausgestellt.

12.2 Abrechnung nach GOÄ

(GOÄ = Gebührenordnung für Ärzte)

Privatpatienten, IGEL; KVB, Post B, Basistarif PKV

Impfleistungen werden außerhalb des Budgets und Regelleistungsvolumen vergütet! Die Rechnungslegung über Beratung und Durchführung einer Impfung muss immer nach den Regeln in den allgemeinen Bestimmungen der amtlichen Gebührenordnung erfolgen, damit der Vergütungsanspruch besteht. Bei Impfungen gemäß STIKO besteht in aller Regel ein Erstattungsanspruch des Patienten an die Assekuranz. Bei ergänzenden Impfungen und Reiseberatung muss der Patient über die gesonderte Berechnung und die ggf. fehlende Erstattungsmöglichkeit durch die Krankenversicherung informiert werden.
Bei beruflicher Reise und beruflich veranlasster Impfung ist der Arbeitgeber gegenüber dem Patienten erstattungspflichtig. Die Bewertung einer Gebührenziffer kann je nach Aufwand und Schwierigkeit zwischen dem 1,0 bis 2,3-Fachen variieren, mit Begründung sogar bis zum 3,5-Fachen. Sinnfällige Begründungen für die Überschreitung des Schwellenwerts (2,3-fach):

- Mehrfachimpfung
- Erhöhter Beratungsaufwand
- Unruhiger/ängstlicher Patient (z.B. Kinder)

GBO-Ziffer	Leistungslegende Kurzversion	Punktzahl GOÄ	1-fach EUR	2,3-fach EUR	3,5-fach EUR	1,8-fach EUR
375	Schutzimpfung i.m, s.c., Eintragung Impfpass	80	4,66	10,72	16,32	8,39
376	Schutzimpfung oral, Beratungsgespräch	80	4,66	10,72	16,32	8,39
377	Zusatzinjektion bei Parallelimpfung	50	2,91	6,70	10,20	5,25
378	Simultanimpfung	120	6,99	16,09	24,48	12,59

Eintragungen im Impfpass sind in der Gebührenziffer enthalten. Für das Impfbuch können Auslagen gesondert berechnet werden. Aufklärung und Beratung sowie ggf. Untersuchungen zum Ausschluss einer Erkrankung sind im Bereich der GOÄ nicht Gegenstand der

Impfziffer und werden gesondert berechnet. Beispiel: Ziffer 1 (Beratung) und Ziffer 5 (symptombezogene Untersuchung); Ausnahme Ziffer 376 (s. Tabelle oben).
Ziffer 3 (eingehende Beratung > 10 Minuten) ist neben der Impfung nicht erlaubt, Ziffer 1 nicht neben 377. Der Impfstoff wird im Bereich der GOÄ dem Patienten auf Rezept verordnet (Sicherheit der Kühlkette beachten!). Alternativ ist Bevorratung durch den Arzt möglich. Die Kostenauslage ist gemäß GOÄ dann cent genau in der Gesamtrechnung aufzuführen und zu liquidieren.

Beispiele und Tipps zur Abrechnung PKV

- 376 oral = 10,72 EUR
- 377 Zusatzimpfung 6,70 EUR (x 3,5 = 10,20 EUR)
- 378 Simultanimpfung
- 375 i.m., s.c. = 10,72 EUR (Dreifachimpfung/Faktor 3,5 = 16,32 EUR)
- Einfachimpfung, z.B. 2,3 EUR oder Faktor 2,3
- Mehrfachimpfung 3,0-3,5 EUR oder Faktor 2,3 (Begründung: erhöhter Beratungsaufwand, erhöhter Dokumentationsaufwand etc. Im Bereich der gesetzlichen Krankenversicherung wird die Mehrfachimpfung wegen des Beratungsaufwands höher vergütet als die Einzelimpfung; das kann im Bereich der GOÄ über die begründete Steigerung des Faktors der Gebührenziffer dargestellt werden.)

Wichtige gegenseitige Ausschlüsse in der GBO

- 1, nicht 2 x neben Impfziffern (1-375)
- 375 und 377 auch mehrfach ohne Beratungsleistung alleine möglich
- Aber neben 5 und 34a (Reiseberatung)
- Alternativ Termintrennung von Beratung und Impfung
- Alternativ 1 oder 3 beim ersten Termin; dann beim zweiten Impftermin 5; dann beim dritten Impftermin 375
- Keine Impfleistung neben 3
- Aber 1 x 3,5 plus 375 (Begründung: erhöhter individueller Beratungsbedarf, Zeitaufwand)

Reiseberatung ist nicht in der (veralteten) GOÄ abgebildet. Es hat sich jedoch trotz anhaltender Diskussionen hierzu eine Analogisierung etabliert, die von den meisten Kostenträgern akzeptiert wird. Es gibt hierzu aber keine Rechtsicherheit.
34a Reiseberatung 300 P 1-fach 17,49 EUR; 2,3-fach 40,20 EUR; 3,5-fach 61,20 EUR
Keine Ausschlüsse anderer impfrelevanter Gebührenziffern im zeitlichen Zusammenhang.
Die Analogie zur Originallegende mit 20 Minuten Beratung und nachhaltiger Lebensveränderung ist in der umfangreichen Reiseberatung mit der geplanten, zum Teil erheblichen Veränderung von Lebensart, Umfeldveränderung und Gesund-

heitsrisiken im Tropenbereich begründbar.
Die fällige Reform der GOÄ ist (seit vielen Jahren) in den Kommissionen anhängig.

12.3 Abrechnung nach EBM

(EBM = einheitlicher Bewertungsmaßstab)
Für den Bereich der gesetzlich Krankenversicherten (GKV).
Formal sind Impfleistungen für gesetzlich Versicherte zunächst nicht Gegenstand der Gebührenordnung EBM. Die Impfleistungen sind sogenannte Satzungsleistungen, die Bundesland- und KV-spezifisch mit den Krankenkassen geregelt sind. Seit Juli 2007 ist durch den gemeinsamen Bundesausschuss (GBA) (Richtlinie: Schutzimpfungs-Richtlinie, Stand: 24. November 2011 des Gemeinsamen Bundesauschusses über Schutzimpfungen nach § 20d Abs. 1 SGB V [Schutzimpfungs-Richtlinie/SI-RL] in der Fassung vom 21. Juni 2007/18. Oktober 2007 veröffentlicht im Bundesanzeiger 2007, Nr. 224 (S. 8 154),
zuletzt geändert am 24. November 2011, veröffentlicht im Bundesanzeiger Nr. 2012, Nr. 10 (S. 243) in Kraft getreten am 24. November 2011) geregelt, welche Impfungen die Krankenkassen bundeseinheitlich erstatten müssen. Es gibt jedoch abweichend einzelne länderspezifische Regelungen, die es zu beachten gilt. Prinzipiell übernimmt der GBA die STIKO-Empfehlungen ohne wesentliche Änderung.

Abrechnung GKV

- Impfziffer für Einzel- und Kombinationsimpfungen 89000f
- 6,50 EUR, ca. 15 EUR für Mehrfachimpfung
- Diagnose im Abrechnungsschein
- Demnächst eigene ICDs für Impfungen geplant

Neue Impfziffern ab 1. Juli 2008 (fast) bundesweit einheitlich

- 89102 = Einzelimpfung = FSME
- 89301 = Dreifachimpfung = MMR
- 89600 = Sechsfachimpfung = TD, Polio, Hib, Hep, Pertussis

Zusatz zur Impfziffer

- A = erste Impfung bzw. unvollständige Impfserie
- B = letzte Impfung eines Impfzyklus nach Fachinfo
- R = Auffrischimpfung
- Beispielsweise Neuimmunisierung bei fehlender Impfdokumentation
- Td: 89201A-89201A-89201B
- Bei reiner Auffrischung: 89201R

Preise für Impfabrechnungsziffern GKV → S. 101
Impfvereinbarungen: für Schutzimpfungen mit AOK, LKK, IKK, BKK, EK, Knappschaft (Preise in EUR ab dem 1. April 2007; Stand 1. Juni 2007)

12.3.1 Preise für Impfabrechnungsziffern GKV

		AOK	LKK	IKK	BKK	EK	Knappschaft
Nr. 89000	Diphtherie (D/d)	6,50	6,50	6,50	6,65	6,50	6,50
Nr. 89001	Virus-Hepatitis-B (HB)	6,50	7,70	7,00	6,65	6,50	6,50
Nr. 89002	Influenza (Virusgrippe)	6,50	7,70	7,00	6,65	6,50	6,50
Nr. 89003	(nicht besetzt)						
Nr. 89004	Poliomyelitis IPV	6,50	7,70	7,00	6,65	6,50	6,50
Nr. 89005	Masern	6,50	6,50	6,50	6,65	6,50	6,50
Nr. 89006	(nicht besetzt)						
Nr. 89007	Röteln	6,50	6,50	6,50	6,65	6,50	6,50
Nr. 89008	Varizellen (Windpocken)	6,50	6,50	7,00	6,65	6,50	6,50
Nr. 89009	Tetanus (Wundstarrkrampf)	6,50	7,70	7,00	6,65	6,50	6,50
Nr. 89010	Tollwut	6,50	7,70	7,00	6,65	6,50	6,50
Nr. 89011	FSME	6,50	7,70	7,00	6,65	6,50	6,50
Nr. 89012	(nicht besetzt)						
Nr. 89013	Pneumokokken	6,50	7,70	7,00	6,65	6,50	6,50
Nr. 89014	Virus-Hepatitis-A (HA)	6,50	7,70	7,00	6,65	6,50	6,50
Nr. 89215	Meningokokken	6,50	7,70	7,00	6,65	6,50	6,50
Nr. 89216	HPV	6,80	7,70	7,50	7,00	6,80	6,80
Nr. 89020	(nicht besetzt)						
Nr. 89021	(nicht besetzt)						
Nr. 89022	(nicht besetzt)						
Nr. 89023	Tetanus/Diphtherie (Td)	6,80	6,80	7,00	6,80	6,80	6,80
Nr. 89030	Masern/Mumps/Röteln (MMR)	12,50	14,00	13,00	12,50	12,50	12,50
Nr. 89031	(nicht besetzt)						
Nr. 89032	Diphtherie/Pertussis/Tetanus (DPT)	6,50	6,50	6,50	6,50	6,50	6,50
Nr. 89033	Diphtherie/IPV/Tetanus (Td-IPV)	12,50	14,00	13,00	12,50	12,50	12,50
Nr. 89034	Diphtherie/Tetanus/a-Pertussis (Td-aPert)	12,50	14,00	13,00	12,50	12,50	12,50
Nr. 89040	Diphtherie/Tetanus/Pertussis/IPV (Td-aPert-IPV)	13,00	14,00	14,00	13,00	13,00	13,00
Nr. 89041	(nicht besetzt)						
Nr. 89042	Masern/Mumps/Röteln/Varizellen (MMRV)	13,00	14,50	14,00	13,00	13,00	13,00
Nr. 89050	Diphtherie/Tetanus/Pertussis/IPV/HiB	14,50	15,40	15,00	15,00	14,50	14,50
Nr. 89060	Diphtherie/Tetanus/Pertussis/IPV/HiB/HB	15,80	15,80	16,50	16,00	15,80	15,80

Die Bevorratung der Impfstoffe, die durch die GKV getragen werden, kann für den Bereich der GKV-Versicherten in der Praxis nach den regionalen Sprechstundenbedarfsrichtlinien auf „Kassenrezept" verordnet werden. Das Gebot der Wirtschaftlichkeit ist dabei zu beachten.
Verfall, Rückgabe und Vernichtung sollten zur Abwehr von Regressen oder Verdacht der unkorrekten Verwendung bei nicht GKV-Versicherten dokumentiert werden. Auf sachgerechten und qualitätsgesicherten Transport und Lagerung achten!

12.4 Abrechnung Impfungen nach UV-GOÄ

(UV = Unfallversicherungsträger), Berufsgenossenschaft
Bei Arbeitsunfällen ist zur Behandlung nach den BG-Richtlinien abzurechnen. Die Ziffern sind analog der GOÄ mit eigenen Multiplikatoren versehen.
Es wird in der UV-GOÄ nach allgemeiner und besonderer Heilbehandlung unterschieden.

GBO-Ziffer	Leistungslegende Kurzversion	Punktzahl GOÄ	Allgemeine Heilbehandlung UV-GOÄ	Besondere Heilbehandlung UV-GOÄ
375	Schutzimpfung i.m, s.c., Eintragung Impfpass	80	3,45 EUR	4,29 EUR
376	Schutzimpfung oral, Beratungsgespräch	80	5,52 EUR	6,87 EUR
377	Zusatzinjektion bei Parallelimpfung	50	3,45 EUR	4,29 EUR
378	Simultanimpfung	120	8,28 EUR	10,31 EUR

12.5 Sonstige Abrechnungen

Betriebliche Impfungen, Impfaktionen usw.
Für solche Impfungen ist die Vergütung für die ärztliche Leistung Gegenstand des Arbeitsvertrags oder bei betriebsärztlichen Instituten Gegenstand der freien vertraglichen Vereinbarung. Bei der Höhe ist das Berufsrecht zu beachten. Eine Orientierung gibt die GOÄ.

13 Häufig gestellte Fragen

Allgemeines

Wann tritt der Schutz nach Impfung auf?

- Bei Passivimpfung: unmittelbar.
- Bei aktiver Impfung mit Totantigen: 7-10 Tage (exanthème du 9ième jour).
- Bei Lebendimpfung: Erst muss sich das Virus bis zu einer kritischen Menge vermehren, bevor dann innerhalb von 10 Tagen die Immunreaktion einsetzt.

Warum soll man nicht bei einer akuten, manifesten Erkrankung, z.B. einer akuten Infektion, impfen?
Weil der Impferfolg möglicherweise nicht gewährleistet ist. Wenn nämlich in der akuten Phase vieler Krankheiten Akute-Phase-Proteine und vor allem diverse Zytokine gebildet werden, die zu einer veränderten Aktivität von Makrophagen und Lymphozyten führen, ist der normale Ablauf einer Immunreaktion auf den Impfstoff unkalkulierbar. Man sollte ca. 14 Tage warten. In speziellen Fällen, z.B. bei Masern und Mononukleose, kann auf eine akute Erkrankung auch eine länger anhaltende Suppression der Lymphozyten folgen.

Soll man noch impfen, wenn der Patient vermutlich bereits infiziert ist, er sich also gerade in der Inkubationszeit befindet?
Wenn die Inkubationszeit der Erkrankung recht lang ist (z.B. bei Tetanus, Tollwut, Hepatitis B und A, Mumps, Masern und Röteln), ist eine aktive Impfung noch sinnvoll und sogar wichtig, wenn sie innerhalb von ca. 72 Stunden postexpositionell erfolgt. Eine (gleichzeitige) Passivimpfung wäre zu erwägen. Wenn dagegen die Inkubationszeit recht kurz ist (z.B. bei FSME), ist kein protektiver Effekt mehr zu erwarten und wegen einer Verstärkung der Entzündungsreaktion eher sogar eine Verschlimmerung möglich.

Was passiert nach einer Impfung mit Lebendviren, wenn, unbekannterweise, ein Patient schon eine Infektion oder eine Impfung durchgemacht hat und bereits immun ist?
Bei einer vorhandenen humoralen bzw. zellvermittelten Immunität wird das attenuierte Impfvirus schnell eliminiert. Nebenwirkungen treten nicht verstärkt auf.

Soll man Patienten mit Abwehrschwäche (z.B. bei AIDS, Krebs) impfen?
Prinzipiell sollten keine Lebendimpfstoffe eingesetzt werden, da nicht mehr gewährleistet ist, dass die Körperabwehr die attenuierten Erreger in Schach halte kann. Dagegen kann man ohne Gefährdung des Gesundheitszustands Totimpfstc

applizieren, wobei allerdings der Impferfolg hinterfragt werden muss. Wenn möglich wäre eine Passivimpfung sinnvoll.

Wann kann man nach einer Operation impfen? Beispielsweise gegen Pneumokokken nach Splenektomie?
Da anzunehmen ist, dass nach einer schweren Belastung (z.B. durch Blutverlust bei einer Akute-Phase-Reaktion) das Immunsystem nur eingeschränkt reagieren kann, ist es im Prinzip ratsam 6 Wochen – mindestens aber 2 Wochen – zu warten. Besser wäre es natürlich, die Impfungen vor einer geplanten Operation durchzuführen.

Welche zeitlichen Abstände zwischen mehreren Impfungen sind einzuhalten?
Jeweils mehrere Wochen zwischen einzelnen Impfungen wären günstig. Dadurch könnten z.B. Impfreaktionen besser zugeordnet werden. Oft ist dies aus rein praktischen Gründen nicht durchführbar (z.B. mehrere Arztbesuche notwendig). Grundsätzlich können mehrere Totimpfungen gleichzeitig verabreicht (kombiniert oder getrennt) werden oder auch in willkürlichen Abständen hintereinander. Tot- und Lebendimpfungen können ebenfalls gleichzeitig appliziert werden. Sollten aber gleichzeitig mehrere Lebendimpfungen gegeben werden, muss dies entweder gleichzeitig erfolgen oder in einem Abstand von mindestens 4 Wochen, da sonst das Phänomen der Interferenz eintreten kann. Durch die Produktion von Interferon und anderen Zytokinen, die möglicherweise die Vermehrung von anderen Mikroorganismen beeinträchtigen, ist der Impferfolg nicht mehr gewährleistet.

Sind ganze Impfstoffkombinationen einem Impfling überhaupt zuzumuten?
Da die Impfstoffe im Allgemeinen gut verträglich sind, treten bei Kombinationsimpfungen nicht mehr Nebenwirkungen auf als bei Einzelimpfungen. In Einzelfällen kann es sogar zu einer Steigerung der Immunantwort kommen.

Sind Impfstoffkombinationen überhaupt wirksam?
Die laienhafte Vorstellung, dass das Immunsystem nicht gleichzeitig gegen verschiedene Antigene reagieren kann, ist falsch. Andererseits gibt es durchaus quantitative Unterschiede sowohl bei Kombinationsimpfstoffen als auch bei Einzelimpfstoffen, wobei eine Abschwächung wie auch eine Steigerung der Immunreaktion möglich ist. So wirkt z.B. die Pertussiskomponente vielfach als immunologisches Adjuvans. Die zugelassenen, im Handel befindlichen Kombinationsimpfstoffe sind in klinischen Studien auf ihre Wirksamkeit hin geprüft und akzeptiert worden. Bei frei gewählten …binationen sollte man ggf. die Wirkung überprüfen.

…pferfolg kontrolliert werden?
…blichen Impfungen erzeugen bei ca. 90-95% der Geimpften den

·wünschten Antikörperanstieg, so dass im Allgemeinen ein Impferfolg ıgenommen werden kann. Einzelne Impfstoffe, wie etwa der gegen HPV, führen doch nicht in so hohem Maße zum Erfolg.

abei ist auch nicht immer gewährleistet, dass die Produktion von spezifischen Anti- örpern eine sichere Protektion zur Folge hat (z.B. bei Totimpfstoffen), da in ıanchen Fällen nicht die humorale, sondern die zellvermittelte Immunität otwendig ist, um einen Schutz zu gewährleisten.

n Einzelfall kann jedoch eine Titerkontrolle durchgeführt werden. Bei ıedizinischem Personal kann z.B. der Antikörpergehalt im Serum gegen Hepatitis- - und Hepatitis-B-surface-Antigen (HBsAg) bestimmt werden.

/enn eine Person anamnestisch heftige Impfreaktionen gegen Tetanolimpfstoff ıd andere Impfstoffe mit Aluminiumhydroxid als Adjuvans angibt, könnte man die otwendigkeit einer sofortigen Impfung, z.B. durch einen Test auf Antikörper gegen etanustoxin, überprüfen. Problematisch bleibt jedoch, dass in diesem In-vitro-Test icht speziell die Präsenz von neutralisierenden Antikörpern geprüft werden kann; ein theoretisch könnte nämlich der Antikörper, der nachgewiesen wird, gegen ein oitop des Tetanustoxinmoleküls gerichtet sein, das in vivo nicht relevant ist.

n hohen Alter muss ebenfalls mit einer verminderten Effizienz von Totimpfstoffen .B. Tetanus) gerechnet werden.

ragen zur FSME-Impfung

in Patient war am Sonntag im Wald spazieren, hat am Dienstag einen eckenbiss am Rücken gespürt und eine Zecke entfernt; am Freitag kommt er die Sprechstunde und möchte gegen FSME geimpft werden. Soll die Zecke uf das FSME-Virus untersucht werden?

ein, denn diese Untersuchung hat weder bei positivem noch bei negativem ·gebnis Einfluss auf die Entscheidung.

oll man die aktive Impfung durchführen?

ein, denn jetzt käme eine Immunreaktion, frühestens nach 9-10 Tagen, zu spät.

oll man eine passive Impfung durchführen?

ein, denn als es diesen Impfstoff noch im Handel gab, sind schwere Krankheitsver- ufe beobachtet worden.

a gerade bei Kindern schwere Verläufe der Erkrankung sehr selten sind und Defekt- eilungen fast nie auftreten, sollte man beruhigend auf die Eltern einwirken.

Fragen zur Influenzaimpfung

Wann ist der ideale Zeitpunkt?
Herbst, noch vor Beginn der Saison (nördliche Hemisphäre ab Oktober, aber auch noch während der Saison sinnvoll).

Sollte auch noch geimpft werden, wenn bereits in der Umgebung Erkrankungen auftreten?
Ja, allerspätestens (zeitliche Verzögerung des Einsetzens der Immunantwort bei aktiver Impfung beachten).

Darf man in die Inkubationszeit hinein impfen?
Es tritt zwar keine Verschlimmerung des Krankheitsverlaufs auf, aber möglicherweise ist der Effekt der Impfung in Frage gestellt, weil zu spät geimpft wurde.

Welche Personen sollten sich unbedingt impfen lassen?
Für Personen ab 60 Jahre Regelimpfung. Indikationsimpfung für Kinder, Jugendliche und Erwachsene mit erhöhter gesundheitlicher Gefährdung, z.B. bei chronischen Krankheiten der Atmungsorgane (inklusive Asthma und COPD), chronischen Herz-Kreislauf-, Leber- und Nierenkrankheiten, Diabetes und anderen Stoffwechselkrankheiten, bei Multipler Sklerose mit durch Infektionen getriggerten Schüben, angeborenen/erworbenen Immundefekten mit T- und/oder B-zellulärer Restfunktion (Ausnahme: schwere kombinierte Immundefekte), HIV-Infektion sowie Personen mit erhöhter expositionsbedingter Gefährdung, z.B. medizinisches Personal, Personen in Einrichtungen mit umfangreichem Publikumsverkehr, Personen mit intensivem Kontakt zu Geflügel, Bewohner von Alters- oder Pflegeheimen. Ebenfalls Indikationsimpfung für Personen, die als mögliche Infektionsquelle für von ihnen betreute ungeimpfte Risikopersonen fungieren können.

Können Säuglinge und Kinder gegen Influenza geimpft werden?
Säuglinge und Kleinkinder ab dem sechsten Monat können mit der halben Erwachsenendosis geimpft werden. Kinder bis zum zwölften Lebensjahr, die bisher noch nicht gegen eine Grippe geimpft wurden, sollten im Abstand von etwa 4 Wochen eine zweite Impfstoffdosis erhalten.

Kann in der Schwangerschaft gegen Influenza geimpft werden?
Eine Schwangerschaft ist generell keine Kontraindikation. Bisher vorliegende Daten zeigten keine unerwünschten Beeinträchtigung für Fötus und Mutter. Die Impfung kann ab dem 2. Schwangerschaftsdrittel erwogen werden. Ist die Mutter durch eine Grunderkrankung besonders gefährdet, eine Influenza-bedingte Komplikation zu

rleiden, wird die Impfung ungeachtet des Stadiums der Schwangerschaft mpfohlen. Nach der Impfung ist auch das Kind bis zu 6 Monate geschützt (Nestchutz).

Können Patienten mit Transplantaten oder Tumorpatienten unter Steroidherapie gegen Influenza geimpft werden?
Da es sich bei der Influenzaimpfung um einen Totimpfstoff handelt, sind erhöhte Jebenwirkungsraten bei Abwehrschwäche nicht zu erwarten. Diese Patienten proitieren sogar besonders von einer Impfung, da von einem erhöhten Risiko uszugehen ist. Die Intensität der Immunreaktion ist aber abhängig vom Ausmaß der mmunsuppression; wenn nur noch eine Restaktivität zu erwarten ist, ist die Reakion abgeschwächt.

Velchen Vorteil bringt die Lebendimpfung?
Da es bei dieser Impfung mit attenuierten Viren zu einer natürlichen Infektion der chleimhaut des Nasen-Rachen-Raumes (und nur dieser Regionen) kommt, ntstehen eine lokale und eine systemische Immunität, die durch eine humorale und elluläre Immunreaktion ausgelöst werden.

st die Impfung mit lebenden Influenzaviren ein Risiko für systemische Ausreitung bei Abwehrgeschwächten?
igentlich nicht, denn diese attenuierten Vaccinestämme können sich bei 37°C, also m Körperinneren, nicht vermehren. Und diese Eigenschaft ist stabil im Genom der mpfviren integriert.

Varum ist eine intrakutane Applikation eines Influenzaimpfstoffes gerade im lter vorteilhaft?
uf Grund von Immunoseneszenz ist die Immunantwort oft nur schwach. Durch die ahlreichen und professionellen dendritischen Zellen in der Haut kann dieses Manko artiell kompensiert werden.

Vas ist eine Spaltvakzine (engl.: split vaccine)?
Die Hülle der lipidhaltigen Viruspartikel wird gespalten und danach die eigentlich mmunogenen Proteine herausgefischt, so dass ein wirksamer Impfstoff entsteht, der relativ wenige Nebenwirkungen hat.

ragen zur Hepatitis-B-Impfung

Vas ist zu tun, wenn nach dreimaliger Impfung keine Seroversion eintritt?
og. Non-Responder können manchmal nach weiteren Injektionen reagieren, ggf.

kann der Hersteller gewechselt werden.

Was ist zu tun, wenn nur eine Teilimpfung, die schon mehrere Monate/Jahre zurückliegt, erfolgte?
Man sollte sicherheitshalber von vorne beginnen.

Was sollte man tun, wenn die erste Impfung mit einem Impfstoff eines anderen Herstellers erfolgte?
Im Prinzip sind die Impfstoffe austauschbar.

Fragen zur Pneumokokkenimpfung

Droht bei flächendeckender Anwendung der Konjugatimpfstoffe eine Verschiebung der aktuell prävalenten Serovare?
Ja, das ist zu beobachten; aber damit würden diejenigen Serovare mit der höchsten Virulenz verschwinden und durch weniger virulente Varietäten ersetzt.

Warum ist die Impfung mit Konjugatimpfstoff gerade im Alter von Bedeutung?
Wegen der Immunosenescence steigt die Anfälligkeit gegen Pneumokokken mit dem Alter. Vor allem schwere, septische Verläufe sind mit zunehmendem Alter häufiger. Das Risiko einer komplizierten Pneumokokkeninfektion mit schwerwiegenden Folgen ist also im Alter besonders hoch. Personen > 60 Jahre sollten also geimpft sein. Während der Polysaccharidimpfstoff nur 5 Jahre anhält und eine Boosterimpfung mit dieser Antigenpräparation nicht empfohlen ist, kann der Konjugatimpfstoff nach 5 Jahren aufgefrischt werden, so dass auch im höheren Alter, wenn der Impfschutz eben dringend benötigt wird, noch Antikörper in notwendiger Höhe erzeugt werden können.

Gibt es bei der Verwendung von atoxischem Diphtherietoxin als Antigenträger im Konjugatimpfstoff eine Boosterung einer früher erfolgten Impfung mit Diphtherietoxoid?
Nein, die Immunantwort gegen die geringen Mengen von Trägerprotein reicht nicht aus, um einen Schutz vor Diphtherie zu vermitteln.

Fragen zur Polioimpfung

Kann ein Mensch, der einmal mit dem Totimpfstoff geimpft wurde, später als Infektquelle fungieren?
Ja, da nur eine systemische Immunreaktion, hauptsächlich getragen von IgG Antikörpern, induziert wird, aber keine lokale Immunität der Darmschleimhaut, getragen

lurch IgA-Antikörper. Bei einem evtl. Kontakt der geimpften Person mit Poliowild-virus kann im Prinzip eine lokal begrenzte Infektion der Darmschleimhaut erfolgen, wobei potentiell pathogene Viren gebildet werden, die mit dem Kot ausgeschieden werden, woran sich nicht-geimpfte Personen in der Umgebung anstecken können.

Fragen zur Rötelnimpfung

Muss eine Interruptio vorgenommen werden, wenn bei einer Frau, die gegen Röteln geimpft wurde, im Nachhinein eine Schwangerschaft festgestellt wird?
Nein, denn das Virus ist so stark attenuiert, dass eine intrauterine Infektion des Fetus nicht wahrscheinlich ist.

Fragen zur Tollwutimpfung

Sollte gegen Tollwut geimpft werden, falls ein Patient im Wald einen Impfköder berührt hat?

- Bei intakter Haut: nein
- Bei beschädigtem Impfköder und Kontakt mit Impfflüssigkeit auf nichtintakter Haut (Ekzem, Wunde etc): ja

14 Glossar

Adjuvans: Manchmal sind die Antigene so schwach, dass keine oder nur eine schwache Immunreaktion erfolgt; werden diese Antigene an bestimmte Substanzen gekoppelt, wird die Immunreaktion verstärkt oder modifiziert.

Adjuvante Impfung: der Versuch, durch die Impfung mit entarteten Zellen oder mit mikrobiellen Impfstoffen, z.B. BCG, das Immunsystem umzustimmen, was einen positiven Einfluss auf den Verlauf einer Krebs- oder Autoimmunkrankheit haben könnte.

Adsorbatimpfstoff: Das eigentliche Antigen wird zur Steigerung seiner Immunogenität mit Aluminiumhydroxid gemischt. Dadurch wird ein Depot gebildet und die entzündliche Reaktion verstärkt, wodurch vermehrt immunkompetente Zellen zum Antigen gebracht werden.

Aktivimpfung: Applikation von Antigen, um eine Immunreaktion des Geimpften auszulösen.

Antigene Determinante: Von einem großen Molekül werden immer nur einige auser-lesene Sequenzen vom Immunsystem mehr oder weniger gut erkannt.

Attenuierte Erreger: (latein: tenuis = zart, schwach); Erreger mit verminderter Virulenz.

Arthus-Reaktion: schwere, z.T. nekrotische Entzündungsreaktion (Bildung von Antigen-Antikörper-Komplexen mit Aktivierung von Komplement) am Ort der Injektion eines Antigens bei einer Person, die bereits Antikörper gegen dieses Antigen besitzt.

Auffrischimpfung: erfolgt in gewissen Abständen nach einer Grundimmunisierung.

Beruflich bedingte Impfungen: Es existiert bei manchen Berufen ein erhöhtes Risiko, sich mit bestimmten Erregern zu infizieren.

Deutsches Grünes Kreuz (DGK): Dieser gemeinnützige Verein mit Sitz in Marburg hat als Ziel die Förderung der gesundheitlichen Vorsorge. Nützliche Anmerkungen zur Impfaufklärung sind von dort zu beziehen.

Einzelimpfstoff: Das enthaltene Antigen stammt nur von einem einzigen Infektionserreger.

Epitop: (auch antigene Determinante genannt) spezifische Region eines Antigens, die von einem spezifischen Lymphozyten als immunogen erkannt wird.

Fluid-Impfstoff: ein nicht an Adjuvantien gekoppelter Impfstoff; gut verträglich; für das Priming einer Immunreaktion wenig, für eine Auffrischung gut geeignet.

Grundimmunisierung: In einigen Fällen reicht eine Antigeninjektion nicht aus, um eine tragfähige Immunreaktion auszulösen; in solchen Fällen müssen mehrere

Injektionen in einem definierten zeitlichen Abstand erfolgen. Später sind zusätzlich Auffrischimpfungen notwendig, um eine dauerhafte Immunität zu erzeugen.

Herdimmunität: Auch wenn einzelne Individuen in einer Bevölkerungsgruppe noch nicht durch stille Feiung, durch überstandene Krankheit oder durch Impfung immun gegenüber einem Erreger sind, können sie vor der Übertragung geschützt sein. Das geschieht dann, wenn die Mehrzahl der Menschen in der Umgebung aus immunen Individuen besteht, was wie eine Barriere das Eindringen von infektiösen Erregern in diese Gemeinschaft verhindert.

HLA-Antigene: humane Leukozyten-Antigene; diese Oberflächenmoleküle auf Wirtszellen sind Teil des MHC und lenken die Immunreaktion.

Humorale Immunität: durch Antikörper vermittelte Immunität im Serum bzw. in den Schleimhautsekreten.

Hyperimmunserum: Serum mit spezifischen Antikörpern von immunisierten Spendern.

Impflücke: Immunitätslücke gegen einen bestimmten Erreger.

Impfpflicht: Seit Abschaffung der Pockenimpfung gibt es in Deutschland keine generelle Impfpflicht mehr für Bürger. In außergewöhnlichen Situationen, z.B. im Fall einer Epidemie, kann aber die zuständige Gesundheitsbehörde einen Impfzwang erlassen (IfSG § 20 Abs. 6). Weiterhin enthält das Soldatengesetz (§ 17 Abs. 4) entsprechende Bestimmungen.

Impfschaden: Im IfSG (§ 60) ist geregelt, dass für Regressansprüche wegen Gesundheitsschäden, die in Folge einer Impfung mit öffentlich empfohlenen Impfungen auftreten, nicht der ausführende Arzt, sondern die Behörde zuständig ist, sofern die Vorschriften bei der Impfung, z.B. sorgfältige Dokumentation, eingehalten wurden.

Infektionsschutzgesetz (IfSG): Dieses Gesetz enthält Bestimmungen, z.B. für die Meldepflicht und über Maßnahmen bei der Verhütung von übertragbaren Kankheiten, darunter auch bezüglich Impfungen (§20, 21, 22).

Indikationsimpfung: gilt für Personen in einer Risikogruppe mit erhöhtem Expositions-, Erkrankungs- oder Komplikationsrisiko und dient dem Schutz von Personen in der Umgebung.

Inkubationszeit: Latenzzeit zwischen Ansteckung und Auftreten von Krankheitszeichen.

Inkubationsimpfung: aktive Impfung während der Inkubationszeit.

Interferenz: Treten zwei Virusinfektionen zeitlich versetzt auf, kann es zu einer Hemmung des späteren Erregers kommen, weil die Wirtszelle durch die Produktion von Interferon, die durch den ersten Erreger ausgelöst wurde, gegenüber einer Zweitinfektion resistent geworden ist (gilt nicht bei allen Viruskombinationen).

Konjugatimpfstoff: Um die Immunogenität zu steigern, werden antigene Bestandteile, z.B. Haptene, an einen Proteinträger gebunden, so dass das Immunsystem diese Antigene besser erkennt.

Leihimmunität: Im letzten Trimenon einer Schwangerschaft gehen von der Mutter gebildete Antikörper der Klasse IgG transplazentar auf den Fötus über. Er hat bei Geburt zum Regeltermin etwa die doppelte Menge an Antikörpern im Vergleich zur Mutter.
Frühgeborene haben entsprechend weniger Schutz. Wegen der Halbwertszeit dieser mütterlichen Antikörper von 21 Tagen ist das Neugeborene in der Regel 6-9 Monate geschützt. Diese mütterlichen Antikörper können auch eine Aktivimpfung des Säuglings beeinflussen.

Lokale Immunität: Getrennt von der systemischen Immunität kann bei einem Kontakt der Schleimhaut mit einem Antigen eine lokal begrenzte Immunität auftreten, die durch Antikörper der Klasse IgA vermittelt wird und die unspezifische lokale Abwehr verstärkt.

Mehrfachimpfstoff (Kombinationsimpfstoff): Der Impfstoff enthält eine Mischung von Antigenen von mehreren verschiedenen Infektionserregern, z.B. auch von Viren und Bakterien.

MHC-Moleküle: Die Eigenschaften des Major-Histocompatibility-Complex an der Oberfläche von Wirtszellen lenken die Immunreaktion.

Nestschutz: Neugeborene besitzen mütterliche Antikörper. Von dieser natürlichen passiven Immunisierung profitieren sie über mehrere Monate.

Non-Responder: Impfungversagen nicht wegen technischer Fehler, sondern weil das Immunsystem des individuellen Impflings auf die angebotenen antigenen Epitope nicht adäquat reagiert. Etwa 5% der Hepatitis-B-Antigen-Geimpften sind Non-Responder.

Plasmazellen: Diese Zellen im lymphatischen System entwickeln sich aus den B-Zellen und produzieren Antikörper.

Prophylaktische Impfung: Die besten Erfolge werden durch eine Impfung erzielt, die noch vor dem Kontakt mit dem Erreger erfolgt.

Passivimpfung: Injektion von humoralen Antikörpern (von Mensch bzw. Tier).

PEI: Paul-Ehrlich-Institut in Langen; es hat die Aufgabe, Sera und Impfstoffe zuzulassen.

Postexpositionelle Impfung: Unmittelbar nach gesichertem oder vermutetem Kontakt mit dem Krankheitserreger sollte das Immunsystem ziemlich rasch aktiviert werden; entweder durch eine Passivimpfung, eine schnelle Aktivimpfung oder evtl. durch eine Kombination aus beiden, um die Erreger noch abzufangen („Riegelungsimpfung") bevor eine Infektion der Zielorgane erfolgt ist, oder die Erregertoxine zu neutralisieren, bevor sie ihre Rezeptoren erreicht haben.

Pyrogene: Diverse Bestandteile von Mikroorganismen enthalten Stoffe, die im menschlichen Körper Fieber erzeugen, z.B. Endotoxine gramnegativer Bakterien und Peptidoglykan. Solche Anteile sind in partikulären Impfstoffen oder auch in Spaltvakzinen noch enthalten und können Nebenwirkungen induzieren. In einer azellulären Vakzine bzw. in einer Subunitvakzine wurden sie entfernt.

Reiseimpfung: Bei Reisen, vor allem in exotische, tropische Länder, muss je nach Reiseziel mit der Exposition mit speziellen, außergewöhnlichen Erregern gerechnet werden.

Rekombinante Impfstoffe: Mit Hilfe gentechnologischer Methoden können genetische Informationen über eine Antigensequenz eines Erregers auf einen anderen Organismus übertragen werden, der dann dieses Antigen produziert. Beispiel: Die Gensequenz für das Oberflächenantigen des Hepatitis-B-Virus (HBs) wird in eine Hefezelle übertragen. Sie liest dann das entsprechende Gen und stellt die Aminosäuresequenz her. Das entstandene Protein wird richtig gefaltet und ggf. an den richtigen Stellen glykosyliert.

RKI: Robert Koch-Institut (Hauptsitz in Berlin); es hat als Hauptaufgabe die Überwachung von übertragbaren Krankheiten.

Spaltvakzine: Ein komplexer Erreger wird in Einzelteile zerlegt, so dass er nicht mehr replikationsfähig ist; viele (z.T. auch unnötige und evtl. sogar nebenwirkungsreiche) Anteile sind neben den eigentlich relevanten Antigenen in dieser Mischung enthalten.

Standardimpfung: Regelimpfung, die für alle Menschen empfehlenswert ist.

STIKO: Ständige Impfkommission beim RKI, die aktuelle Empfehlungen zu Impfungen erarbeitet.

Stille Feiung: Ein vom Menschen unbemerkt ablaufender Kontakt mit diversen Antigenen, gegen die sein Immunsystem Antikörper bildet.

Subunitvakzine: Aus einem komplexen Erreger werden nur einige relevante Antigene extrahiert und gereinigt.

T-Helferzellen: Diese Lymphozyten sind charakterisiert durch den CD4-Marker an ihrer Oberfläche. Sie haben einerseits die Aufgabe, den B-Zellen zu helfen, spezifische Antikörper zu bilden, andererseits sind sie auch an der zellvermittelten Immunität beteiligt.

Therapeutische Impfung: Die oben aufgeführten Impfungen sind primär für eine

Prophylaxe vorgesehen; in speziellen Fällen kann jedoch eine Verbesserung des klinischen Verlaufs durch eine Impfung erreicht werden (Beispiel: Dermatophytenimpfung beim Tier); vor allem bei experimentellen Impfungen gegen nichtinfektiöse Ursache. Zum Beispiel wird eine solche Maßnahme gegen bestimmte Krebsarten experimentell untersucht.

Toleranz: Wenn das Immunsystem bestimmte Epitope auf Antigenen von Krankheitserregern nicht als fremd anerkennt, entsteht keine Immunreaktion. Dies kann generell bestimmte Bevölkerungspopulationen betreffen oder auch nur Individuen.

TRBA 250: Diese technischen Regeln zum Umgang mit biologischen Arbeitsstoffen, die die Unfallverhütungsvorschriften (UVV) der Berufsgenossenschaften ersetzt haben, enthalten u.a. die Maßgaben, dass ein Arbeitgeber verpflichtet ist, den Mitarbeitern unentgeltlich Impfungen zum Schutz der Gesundheit anzubieten.

Zellvermittelte Immunität: Zelluläre erworbene Immunität, die durch die Kooperation von antigenspezifischen T-Lymphozyten und Makrophagen getragen wird.

Vakzine/Vakzination: Der erste Impfstoff, der von Edward Jenner gegen die Pocken eingeführt wurde, stammte von der Kuh (lat.: vacca).

Virion: Ein komplettes Virus, das sämtliche Komponenten enthält, also Nukleinsäure, Core-Protein und ggf. eine Hülle, die z.T. aus viruseigenen Proteinantigenen und z.T. aus Lipiden der Wirtszelle besteht. Solche Lipide können pyrogene Wirkung entfalten.

15 Internetadressen/Literatur

- www.dakj.de: Deutsche Akademie für Kinder- und Jugendmedizin
- www.rki.de: Robert Koch-Institut
- http://www.pei.de/cln_330/nn_154442/DE/arzneimittel/impfstoff-impfstoffe-fuer-den-menschen/informationen-zu-impfstoffen-impfungen-impfen.html?__nnn=true: Paul-Ehrlich-Institut → Impfstoffe für den Menschen
- www.forum-impfen.de: Moderne Kommunikation zur Förderung und Optimierung der Impfprophylaxe
- www.dgk.de: Deutsches Grünes Kreuz
- www.dtg.org: Deutsche Gesellschaft für Tropenmedizin
- www.fit-for-travel.de: Reisemedizinischer Infoservice
- http://www.auswaertiges-amt.de/DE/Laenderinformationen/01-Laender/Gesundheitsdienst/Uebersicht_node.html: Auswärtiges Amt → Reisen, Länder und Gesundheit
- www.crm.de: Centrum für Reisemedizin
- www.g-ba.de: Gemeinsamer Bundesausschuss der Ärzte, Zahnärzte, Psychotherapeuten, Krankenhäuser und Krankenkassen in Deutschland

- Nolte O.: Autogene Vakzine bei Therapieresistenten bakteriellen Infektionen. Chemotherapiejournal (2009) 18:18-23
- Quast U.: 100 und mehr knifflige Impffragen. Hippokrates Verlag, Stuttgart 1990
- STIKO: Aktuelle Empfehlungen. Epidemiologisches Bulletin 30/2008
- Berufsordnung Ärzte (BÄK) unter www.baek.de
- Knuth P., Sefrin P.: Notfälle nach Leitsymptomen. Deutscher Ärzteverlag, 5. Auflage, 2005
- Empfehlungen zu Reanimation der Bundesärztekammer nach den Richtlinen der ERC 2006 (www.baek.de)
- Lutomsky B., Flake F.: Leitfaden Rettungsdienst, Urban & Fischer, 3. Auflage, 2003
- S2 Leitlinie Akuttherapie anaphylaktischer Reaktionen. Arbeitsgemeinschaft der Wissenschaftlichen Medizinischen Fachgesellschaften e.V. (AWMF). AWMF online (aktualisiert 22. Januar 2008; Nr. 061/025)
- P. Knuth, P. Sefrin: Notfälle nach Leitsymptomen. Deutscher Ärzteverlag, 5. Auflage, 2006
- Hof H., Dörries R.: Medizinische Mikrobiologie Duale Reihe. Thieme Verlag Stuttgart, 4. Auflage 2009
- Biostoffverordnung (BioStoffV) vom 27. Januar 1999/Stand 8. März 2007
- STIKO (Epidemiologisches Bulletin 8/2011)

Index

Handelsnamen = fett